PSYCHOTHERAPEUTISCHE
SCHÄTZE I

dgvt
Verlag

Die Schätze im Internet:
www.psychotherapeutische-schaetze.com

Steffen Fliegel & Annette Kämmerer (Hrsg.)

PSYCHOTHERAPEUTISCHE SCHÄTZE I

101 bewährte Übungen und Methoden
für die Praxis

dgvt Verlag

Tübingen
2006
9. Aufl. 2022

Anschriften der Herausgeber:

Dr. Steffen Fliegel
Gesellschaft für
Klinische Psychologie und Beratung
Wolbecker Str. 138
48155 Münster

E-Mail: fliegel@muenster.de

Prof. Dr. Annette Kämmerer
Psychologisches Institut
Universität Heidelberg
Hauptstr. 47–51
69117 Heidelberg

E-Mail: annette.kaemmerer@psychologie.uni-heidelberg.de

Website: www.psychotherapeutische-schaetze.com

Bibliografische Information der Deutschen Nationalbibliothek
Die Deutsche Nationalbibliothek verzeichnet diese Publikation in der Deutschen Nationalbibliografie; detaillierte bibliografische Daten sind im Internet über http://dnb.d-nb.de abrufbar.

dgvt-Verlag
Im Sudhaus
Hechinger Straße 203
72072 Tübingen

E-Mail: dgvt-Verlag@dgvt.de
Internet: www.dgvt-Verlag.de

Gestaltung & Satz: Die Kavallerie GmbH, Tübingen
Umschlaggestaltung: Die Kavallerie GmbH, Tübingen
Belichtung: KOPP – desktopmedia, Nufringen
Druck: Druckerei Deile GmbH, Tübingen
Bindung: Josef Spinner Großbuchbinderei GmbH

ISBN 978-3-87159-091-7

INHALTSVERZEICHNIS

Vorwort zur 6. Auflage

Als wir 2006 die PSYCHOTHERAPEUTISCHEN SCHÄTZE herausbrachten, hatten wir das gute Gefühl, ein brauchbares Buch für die psychotherapeutische Praxis zusammengestellt zu haben. Dies gelang, weil uns viele interessierte Kolleginnen und Kollegen ihre Schätze zur Verfügung gestellt hatten. Wir freuen uns über die positive und enorm große Resonanz, die den „Psychotherapeutischen Schätzen I" in Deutschland, Österreich und der Schweiz zuteil wurde. Das zeigt zugleich das starke Interesse, neben dem in der Regel schulenorientierten Standbein, den Blick über den Tellerrand der eigenen therapeutischen Richtung hinaus zu richten. Natürlich hoffen wir, dass auch Sie, liebe Leserin, lieber Leser, mit bei den in diesem Band unverändert vorfindbaren Schätzen etwas Nützliches für Ihren therapeutischen Alltag finden können.
Der große Erfolg und die vielen positiven Rückmeldungen auf diesen vorliegenden ersten Band der Psychotherapeutischen Schätze haben uns darin bestärkt, eine Fortsetzung auf den Weg zu bringen. Neben mehr als neunzig Übungen, Methoden und Techniken, haben wir im zweiten Band auch Antworten auf herausfordernde therapeutische Situationen beschrieben, in die uns Patientinnen und Patienten bringen können. Das Inhaltsverzeichnis zu diesem Band II der Psychotherapeutischen Schätze finden Sie im Anhang dieses Buches.

Münster und Heidelberg,
im Januar 2009
Steffen Fliegel und *Annette Kämmerer*

Vorwort

Aus einer umfangreichen und differenzierten Forschung hat sich in den vergangenen Jahrzehnten die Vielfalt moderner Psychotherapien entwickelt. Das zeigt sich nicht zuletzt an einer beeindruckenden Zahl empirischer Belege für die Wirksamkeit psychotherapeutischen Handelns (u. a. Grawe, Donati & Bernauer, 1994; Grawe, 2000[1]). In der fruchtbaren Auseinandersetzung mit diesem wissenschaftlichen Erkenntnisprozess haben sich die verschiedenen psychotherapeutischen Schulen formiert, die für die Behandlung psychischer Probleme von Menschen in den verschiedensten Lebensaltern und Lebenskontexten zahlreiche therapeutische Handlungsweisen bereitstellen und diese in einem dynamischen Prozess der gegenseitigen Befruchtung von Theorie und Praxis ständig weiterentwickeln.

Aus vielfältigen Fortbildungen, Supervisionen und Fachgesprächen und nicht zuletzt durch unser eigenes psychotherapeutisches Handeln wissen wir aber auch, dass es neben all den aus der therapeutischen Orientierung erwachsenen Interventionen weitere Techniken und Methoden gibt, die sich in der persönlichen Arbeit mit Patientinnen und Patienten bewährt haben und sozusagen die eigenen „therapeutischen Schätze“ darstellen.

---

[1] Grawe, K., Donati, R. & Bernauer, F. (1994). *Psychotherapie im Wandel – Von der Konfession zur Profession.* Göttingen: Hogrefe.
Grawe, K. (2000). *Psychologische Therapie* (2. korr. Aufl.). Göttingen: Hogrefe.

Daher haben wir uns überlegt, in diesem Buch die Vielfalt und Kreativität des psychotherapeutischen Handelns auf eine ganz besondere Weise zu dokumentieren: Wir baten Kolleginnen und Kollegen, die in der psychotherapeutischen Praxis tätig sind, uns Auskunft über die therapeutischen Vorgehensweisen zu geben, die sie für sich selbst im Verlauf der konkreten, alltäglichen Arbeit als besonders nützlich, interessant und hilfreich erfahren haben. Wir haben versucht, diese Erfahrungsschätze zu heben, die sich – auf dem Nährboden sehr unterschiedlicher psychotherapeutischer Theorien und Ansätze und befreit von dem Anspruch der strengen Überprüfung ihrer empirischen Evidenz – als wirksam und nützlich herausgestellt haben. Sie stellen so etwas wie einen ganz persönlichen, an der Alltagserfahrung geschulten Zugang zu therapeutischer Veränderung dar.

Das vor Ihnen, liebe Leserin und lieber Leser, liegende Ergebnis sind 101 therapeutische Strategien, Konzepte, Handlungsweisen und Techniken, die helfen, vielfältige therapeutische Herausforderungen zu bewältigen. Es werden Hinweise gegeben, wie Emotionen zu aktivieren sind, wie die systemische Brille genutzt werden kann, wie komplexe Zusammenhänge besser zu verstehen, zu erproben, zu erkennen sind, wie Ressourcen entdeckt und aktiviert werden können – und manches mehr. Auch sollen diese Übungen dazu anregen, das herkömmliche therapeutische Gesprächssetting einmal zu ändern und mit anderen kreativen Ideen dem therapeutischen Handeln neue Impulse zu geben.

Nicht zuletzt sind diese hier zusammengestellten Therapiestrategien ein substantielles Zeichen für die Integration psychotherapeutischer Konzepte, die im konkreten therapeutischen Alltag schon viel weiter fortgeschritten ist, als es uns bisweilen die wissenschaftliche Auseinandersetzung glauben machen will.

Wir bedanken uns bei allen Kolleginnen und Kollegen, die an diesem Buch mitgewirkt haben und uns und Ihnen, liebe Kollegin, lieber Kollege, über verschiedene therapeutische Vorgehensweisen Auskunft geben, indem sie uns einen Blick in das persönliche therapeutische Schatzkästchen ermöglichen. Wir sind davon überzeugt, dass diese Erfahrungen zum Wohle unserer Patientinnen und Patienten eingesetzt werden können.

Wir veröffentlichen und belassen alle Methoden und Übungen so, wie sie von den betreffenden Kolleginnen und Kollegen aufgeschrieben worden sind. Manche der Übungen entstammen nicht direkt dem therapeutischen Bereich, lassen sich aber gut dorthin übertragen.

Bei manchen Übungen mögen einige von Ihnen Quellen kennen, wo die eine oder andere Methode so oder ähnlich bereits veröffentlicht wurde, ohne dass dies von den Autorinnen und Autoren der jeweiligen Übung genau aufgelistet wird. Dafür möchten wir an dieser Stelle pauschal um Verständnis bitten, wohl wissend, dass vergrabene Schätze manchmal eine ungeahnte Herkunft haben.

Die **Anordnung der einzelnen Übungen** erfolgt nach folgenden Überlegungen:

Das Buch ist strukturiert nach einer alphabetischen Reihenfolge der Namen der verschiedenen Übungen (ohne „der", „die", „das", „eine" oder „ein" zu berücksichtigen). Hierzu finden Sie nach diesem Vorwort auch das erste Inhaltsverzeichnis. Dem folgt eines, in dem die Autorinnen und Autoren mit den jeweiligen Übungen nach dem Alphabet des Nachnamens sortiert sind.

Am Ende der Übungen finden Sie eine Tabelle mit einer Auflistung der psychologischen Ansatzpunkte der einzelnen Übungen (z. B. Kognition, Emotion oder Körper), mit einer Angabe des für die Übung möglichen Settings (z. B. Einzeltherapie, Paartherapie, Gruppentherapie) und der Zielgruppe (z. B. Erwachsene, Jugendliche, Kinder). Wenn Sie also eine Übung suchen, die für Jugendliche geeignet ist, den Fokus auf die Arbeit mit Gefühlen legt und in der Einzeltherapie angewendet werden kann, können Sie sich mit Hilfe dieser Tabelle schnell orientieren.

Die Adressen der Autorinnen und Autoren finden Sie im AutorInnenverzeichnis.

Wir wünschen uns, dass die Schätze in diesem Buch Ihre therapeutische Arbeit kreativ bereichern.

Münster und Heidelberg,
im Mai 2006
Steffen Fliegel und *Annette Kämmerer*

Übungen – alphabetisch

P

R

S

T

AutorInnen mit den Übungen – alphabetisch

Belz, M.	• Die Acht • Platz schaffen • Zeitlinien
Belz, M. & Caspar, F.	• Distanzierendes Aufschreiben
Bents, H.	• Dosierte Exposition • Entscheidungswürfel • Fußballtraining • Kognitive Vorbereitung • Schwarze Liste
Breil, J.	• Hausaufgaben in der Psychotherapie
Caspar, F.	• Suche nach versteckten Plänen
Diener, C.	• Die Schatzkiste (Ressourcenkiste)
Endepohls, M.	• Eine Stimme für den Körper
Fliegel, S.	• Aggressionsprofil erstellen • Emotionaler Interventionswechsel • Gefühle mit Stühlen sortieren • Das Gespräch mit dem früheren Kind • Imaginative Reise durch das Lebensalbum • Körperbild überprüfen • Loslassen erproben • Mein kranker Körperteil schreibt mir einen Brief • Nähe-Distanz auspendeln I • Nähe-Distanz auspendeln II • Patientin wird zur Kollegin/Patient wird zum Kollegen • PatientIn zur Suche nach Problem aufrechterhaltenden Bedingungen einladen • Die Problemebenen durch Stühle lebendig machen • Der Sicherheitskreis

Fritsche, G.	• Kognitives Risikoprofil für Medikamenten- und Substanzen-Fehlgebrauch • Migräne und Belastungen
Heidenreich, Th.	• Sicherheitsverhaltens-Experiment
Hermer, M.	• Abschiedsritual • Netzwerkpflege • Wochenreflexion
Jänicke, W.	• Das Beziehungsrad • Chronik der Familienlebensereignisse • Erstellen einer Lebenslinie • Familien-Genogramme • Faust öffnen • Geschwisterkonstellationen • Konflikterfahrungen mit den Eltern • Konfliktsituationen I: Beschreibung • Konfliktsituationen II: Lösungen • Meine Eltern streiten sich • Sieben Säulen • Stärkenbombardierung • Das Werte- und Entwicklungsquadrat Zielexploration und wohlgeformte Zieldefinition
Janinhoff, A.	• Wanderung
Kämmerer, A.	• Arbeit mit Ambivalenzen: Zwei-Stuhl-Technik • Erlebensfokussierung • Giftsätze • Karibikreise • Merkmalsgruppen • Photoalbum der persönlichen Stärken und Schwächen • Schuhsoziogramme • Tabu-Emotionen
Kämmerer, A. & Kapp, F.	• Vergebung als therapeutisches Ziel
Kapp, F.	• Der Helferstein • Die Ressourcen-Waage

AutorInnen mit den Übungen – alphabetisch

Kapp, F.	• Das Vademecum
Käsler-Heide, H.	• Familienaufstellung mit Bonbons
Kogler, A.	• Gefühls- und Gedankenprotokoll
Köster-Goorkotte, I. & Chow, S.	• Stützen und gestützt werden • Wie ich bin – wie ich sein möchte
Lieb, H.	• Kriegsbeil begraben • Subgruppenanalyse (Gruppentherapie, Teamsupervision)
Linsenhoff, A.	• RegisseurIn der körperlichen Berührung
Lutz, R.	• Emotional Conditioning (EC) • Genussvolles Entspannen • Hedonistische Nische • Kleine Schule des Genießens • Selbstfürsorge • Selbstfürsorge für Mütter
Mäni-Kogler, L.	• Kognition und Umspringbild • Meine Bedürfnisse erkennen • Selbstbild in der Kindheit • Selbst- und Fremdwahrnehmung • Spiegelübung
Mäni-Kogler, L. & Kogler, A.	• Kognitionen und Urteile
Mecke, A.	• Affektbrücke • Kino-Technik • Schmerzübersetzung
Merod, R.	• Wie habe ich durch meine Geburt die Welt verändert?
Müller, I.	• Kuchen aller Art • Seelentank • Stummfilme im Kopf und Theater im Alltag

Müller, I. & Kogler, A.	• Rucksack der inneren Antreiber
Noyon, A.	• Paradoxe Intention • Wertorientierte Imagination
Rehahn-Sommer, S.	• Ressourcenaufbau für kritische Alltagssituationen • (Schlecht-)Wetterverstimmungen überwinden
Ritzenfeldt-Turner, S.	• Bitte sage mir, was dir an mir gefällt – Komplimente bitte! • Drei Stühle – Übung zur Problemlösung" • Erzähle mir von einer wesentlichen Begegnung deines Lebens • Eine Vision über mich – Ich in einem Jahr
Schlippe, A. von	• Das „Auftragskarussell" oder auch „Münchhausens Zopf"
Schweitzer, J.	• Sprechchor
Spring, H.	• Arbeit an der Angst vor Geistern und bösen Mächten • Traumexposition
Veith, A.	• Haus der Gefühle • Schnipselübung

Abschiedsritual

Autor/-in

Matthias Hermer

Ziel der Übung

Das Ende einer Therapie wird ganz bewusst gestaltet, damit verbundene, intensive Gefühle ausgelöst, letzte Rückmeldungen gegeben, entstandene Bindungen deutlich gemacht, der Selbstwert erheblich gestärkt und unrealistische Ängste verdeutlicht werden können. Der Abschied aus einer Therapie erfolgt nicht beiläufig-heimlich, sondern wird – wie gute private Abschiede – „zelebriert".

Zielgruppe

Erfahrungen bestehen mit Erwachsenen.

Einsatzmöglichkeiten / Indikationen

Indikation: Einsatz in Gruppensettings mit reflexionsfähigen PatientInnen (Pat.).

Ein eher randständiger Gruppenstatus des sich Verabschiedenden ist keine Kontraindikation. Die Angst, das Abschiedsritual könnte für konfrontierend-verletzende letzte Rückmeldungen genutzt werden, hat sich als unbegründet erwiesen. Die Gruppen gehen sehr einfühlsam mit der Abschiedssituation um.

Setting

Stationäre und tagesklinische Behandlungen; evtl. auch ambulante Gruppentherapien.

Bereich/Fokus

Bewusstes Erleben der emotional-kognitiven Bedeutung eines Therapieendes; Bestätigung des in der Therapie Erreichten und Verdeutlichung noch anstehender Aufgaben; Erfahren von Nähe und Bindung.

Dauer der Übung

Je nach Gruppengröße und Differenziertheit der Verabschiedungen 15 bis 30 Minuten.

Beschreibung der Übung

Pat. und Therapeut sitzen im Kreis. Der Therapeut eröffnet das Ritual mit dem Hinweis, wer heute verabschiedet wird. Sofern einige den Ablauf des Rituals noch nicht kennen, erklärt der Therapeut, dass sich zunächst der Patient, der entlassen wird, von allen bleibenden Pat. mit einer persönlichen Bemerkung verabschiedet. Anschließend verabschiedet sich jeder bleibende Pat. persönlich von dem Patienten, der die Therapie beendet. Die Pat. bleiben dabei sitzen.

Im Bedarfsfall weist der Therapeut darauf hin, dass keine pauschalen Verabschiedungen des gehenden Pat. sinnvoll sind (wie: „Ich wünsche euch alles Gute."). Es gibt keine Festlegung, ob sich der Therapeut am Abschiedsritual mit einem eigenen Beitrag beteiligt. In Regelfall tut er es nicht.

Die Gruppen ergänzen mitunter das Ritual; so wird häufig dem gehenden Pat. ein Abschiedsgeschenk überreicht oder seine Verabschiedung mit Applaus beendet.

Beschreibung der Übung

Im Anschluss an das Ritual kann der Pat. bei Bedarf vom Therapeuten noch einmal auf seine Befindlichkeit angesprochen werden, besonders wenn er vor dem Abschied (was häufig geschieht) große Angst hatte. Meist zeigt sich dann, dass er sehr stolz ist, die Situation bewältigt zu haben.

Quellenangabe oder weiterführende Literatur

Das Ritual wurde inspiriert durch ethnopsychiatrische Berichte (Prof. Machleidt). Danach sind Heilrituale in vielen Gesellschaften dadurch charakterisiert, dass das Ende des Heilrituals den kathartischen Höhepunkt darstellt. In unseren westlichen Klinikbehandlungen wird dagegen bei der Aufnahme ein großer Aufwand betrieben, während die Entlassung meist sehr unachtsam, fast lieblos abläuft.

Die Acht

Autor/-in

Martina Belz

Ziel der Übung

Durch diese Vorstellungsübung können Pat. ihre Grenzen und ihr eigenes Territorium schützen.

Zielgruppe

Alle Pat. mit der Fähigkeit und Bereitschaft, sich auf ein imaginatives Verfahren einzulassen.

Einsatzmöglichkeiten / Indikationen

Besonders geeignet für Pat. mit Ablösungs- und Abgrenzungsproblemen oder Pat., die sich von anderen Personen oder „Energien" beeinflusst fühlen.

Setting

Einzelsetting

Bereich/Fokus

Kognitionen, Verhalten, Emotionen

Dauer der Übung

15 bis 20 Minuten beim ersten gemeinsamen Üben mit dem Therapeuten, danach tägliche, ca. zweiminütige Übungssequenzen zu Hause (morgens nach dem Aufwachen und abends, wenn möglich auch tagsüber).

Beschreibung der Übung

Die Therapeutin lädt Pat., die in ihrem Stuhl sitzt, dazu ein, sich vorzustellen, dass sie sich in einem Kreis aus goldenem Licht befindet. Der Durchmesser des Kreises, den sich Pat. vorstellen soll, entspricht dabei der Länge der beiden ausgestreckten Arme bis zu den Fingerspitzen. Sobald die Visualisierung gelingt, wird Pat. aufgefordert, sich einen zweiten Kreis vorzustellen. Dieser Kreis soll die gleiche Größe haben, den ersten Kreis aber nicht kreuzen, sondern lediglich berühren. In einem dritten Schritt stellt sich Pat. nun in dem gegenüberliegenden Kreis eine Person oder ein passendes Symbol für etwas Immaterielles vor, von dem sich Pat. lösen will. Statt der Visualisierung kann auch ein materielles Symbol, eine Zeichnung, ein Gegenstand etc., der die Person oder das Problem darstellt, in den gegenüberliegenden Kreis gelegt werden. Wenn dieser Schritt vollzogen ist, stellt sich Pat. ein neonblaues Licht vor, das ausgehend vom Berührungspunkt der beiden Lichtkreise eine Acht nachzeichnet. Das Licht fließt dabei jeweils im Uhrzeigersinn zuerst dem gegenüberliegenden Kreis nach, folgt dann dem eigenen Kreis und kehrt wieder zum Berührungspunkt zurück. Sobald diese Übung leicht gelingt, wird mit Pat. begonnen zu überlegen, wie nun die beiden Kreise getrennt werden können und was mit dem Symbol geschehen soll. Dies kann in der Vorstellung, aber auch durch ein Ritual passieren.

Quelle/ weiterführende Literatur

Krystal, Ph. (2005). *Die inneren Fesseln sprengen.* Berlin: Ullstein Taschenbuch.

Affektbrücke

Autor/-in

Axel Mecke

Ziel der Übung

Diese Technik dient dazu, zu einer *aktuellen* Problematik zugehörige, bedeutsame Situationen in der Vergangenheit zu finden, die wiederum den Zugang zu dem verbundenen „Ich-Zustand" eröffnen. Ziel dieser Technik ist nicht, die eine wirkliche *prägende* Situation zu finden, sondern eine für Veränderung nutzbare, exemplarische Situation.

Die Übung basiert auf dem Konzept der „Ego-state-therapie" (Watkins & Watkins, 2003), die das bei starken dissoziativen Störungen deutlich „geteilte Selbst" abgemildert als Paradigma auch für das nicht-dissoziative Ich annimmt. Danach können u. a. psychische Störungen dadurch beschrieben werden, dass kontext- bzw. stimulusabhängig früh geprägte, wenig entwickelte und in ihrem Verhaltensrepertoire dysfunktionale Ich-Zustände aktualisiert werden und pathologische Erlebens- und Vehaltensweisen nahe legen bzw. aufdrängen.

Ein Agens therapeutischer Veränderung hierbei ist das Verknüpfen solcher ressourcearmer Ich-Zustände mit ressourcevolleren, eventuell später geprägten Ich-Zuständen. Hierbei kann besonders effektiv mit für diesen ressourcearmen Ich-Zustand exemplarischen, prägenden *Erinnerungen* gearbeitet werden. Die Übung zielt also darauf, zu aktuell erlebten Problematiken verknüpfte bedeutsame Erlebnisse in der Vergangenheit zu finden und im Folgenden zu bearbeiten, um sie als „Kern" des betreffenden Ich-Zustandes zur Lösung und Erweiterung zu nutzen.

Die Technik nutzt das Prinzip, dass Erinnerungen, die in einem Ich-Zustand gespeichert sind, über die Konzentration auf die mit der zugehörigen Problematik einhergehenden *körperlichen* bzw. *emotionalen* Wahrnehmungen meist sehr einfach zugänglich sind.

Zielgruppe

Erwachsene

Einsatzmöglichkeiten / Indikationen

Bei jeder therapeutischen Richtung, die vergangenheitsbezogenes Arbeiten für sinnvoll erachtet.

Bereich/Fokus

Emotionen, Erinnerungen

Dauer der Übung

20 bis 50 Minuten

Beschreibung der Übung

Diese Übung wird gerne im Kontext der Hypnotherapie angewendet; eine Trance erleichtert Pat. den Zugang zu bedeutsamen Erinnerungen deutlich.

Beschreibung der Übung

Daher besteht Schritt 1 (wenn möglich) in der:
1. Induktion einer leichten Trance.

2. Pat. imaginiert eine typische aktuelle Situation für die Thematik, die gerade Gegenstand der Therapie ist.

3. Pat. konzentriert sich ganz auf die körperlichen/emotionalen Anteile dieser Imagination und schließt die anderen (z. B. bildlichen) Anteile aus. Die Aufgabe des Therapeuten ist es vor allem, diese Konzentration zu fördern (z. B. mit Fragen wie: „Wo im Körper spüren Sie das Problem? Wohin bewegt es sich? Wo hört es körperlich auf? Wo ist das Zentrum?").

4. Instruktion des Therapeuten: „Ich bitte Sie um ein eigentümliches Experiment: Stellen Sie sich bitte vor, dass diese Empfindungen der Beginn einer Brücke aus diesem Gefühl sind – eine Brücke, die aus genau diesem Gefühl besteht. Diese Brücke beginnt im Jetzt und führt über die Zeit hinweg in die Vergangenheit. Das andere Ende der Brücke/das andere Ufer ist genau dort, wo Sie etwas Bedeutsames über dieses Thema/Muster/Problem gelernt haben, wo es vielleicht sogar erstmals entstanden ist. Nun bitte ich Sie, sich vorzustellen, dass Sie langsam beginnen, über diese Brücke zu gehen. Zunächst sind Sie noch ganz nahe am Jetzt-Ufer ... Irgendwann sind Sie vielleicht in der Mitte der Brücke ... Schließlich sind Sie ganz in der Nähe der anderen Seite. Vielleicht gibt es dort mehrere Abgänge von der Brücke? Dann nehmen Sie den, auf den Sie neugierig sind."

5. „Wo kommen Sie an? In welcher Situation Ihres Lebens, in welcher Zeit oder Phase? Und wer ist dort zu sehen – ihr eigenes jüngeres Selbst? Welche anderen Personen? Wer fehlt?"

6. Weiter je nach intendierter Intervention.

Mit dieser Technik werden erstaunlich zuverlässig bedeutsame und intensiv nutzbare Erinnerungen adressiert. Hierfür ist keine besondere visuelle Vorstellungskraft des Pat. gefordert, da die Verknüpfung mit einer zugehörigen vergangenen Erfahrung über die verbindenden körperlichen Empfindungen erfolgt.

Die weitere Intervention kann der Logik der gefundenen Erinnerungen folgen; z. B. Pat. hilft seinem „jüngeren Selbst" in der gefundenen Situation selbstbewusster oder angemessener zu reagieren, ein anderer imaginiert, das belastende Gefühl am Ort seiner Entstehung zurückzulassen; ein Dritter steht den weiteren beteiligten Personen bei oder nimmt sein *jüngeres Selbst* imaginativ mit, um ihm die Welt von heute zu zeigen ...

Beschreibung der Übung

In jedem Fall endet die Übung mit der Instruktion zum Rückweg über die Brücke in das heutige Jetzt und ggf. zurück in die eingangs genutzte aktuelle Situation (siehe Schritt 2). Hier kann dann die abschließende Frage sein, was jetzt neu/anders ist und welche neuen Ideen für ähnliche Situationen daraus entstehen.

Quellenangabe oder weiterführende Literatur

Watkins, J. G. & Watkins, H. H. (2003). *Ego states – Theorie und Therapie.* Heidelberg: Carl-Auer-Systeme Verlag.

Aggressionsprofil erstellen

Autor/-in

Steffen Fliegel

Ziel der Übung

Pat. kann sich mit den eigenen Aggressionen auf eine sehr pragmatische Art und Weise auseinander setzen. Die Orientierung erfolgt dabei an einem S-O-R-C-Modell.

Zielgruppe

Erwachsene, Jugendliche

Einsatzmöglichkeiten / Indikationen

Bearbeitung des Themas Aggressionen

Setting

Einzeltherapie, Gruppe

Bereich/Fokus

Der Begriff Aggression bezeichnet ein theoretisches Konstrukt, das sich auf verschiedenen Ebenen operationalisieren lässt: Trigger (Stimuli), Gedanken, Gefühle, körperliche Reaktionen, Verhalten, Reaktion der Umwelt.

Dauer der Übung

30 Minuten

Benötigtes Material

Ggf. Arbeitsblatt mit den unten gestellten Fragen und Platz für die Antworten.

Beschreibung der Übung

Pat. wird vermittelt, dass sie/er sich durch die nachfolgenden Fragen des Th. konkreter mit ihren/seinen Aggressionen beschäftigen kann, dass sie/er einen besseren Zugang zu den eigenen Aggressionen finden kann.

Die dann gestellten Fragen können dazu beitragen, ein persönliches Profil der Aggressionen (Aggressionsprofil) zu erstellen, welches dann bessere Ansatzpunkte für mögliche Veränderungen bietet:

- „Was müsste ich tun, um Sie aggressiv zu machen?"
- „Woran würde ich merken, dass Sie aggressiv werden? Was könnte ich sehen?"
- „Woran würden Sie merken, dass Sie aggressiv werden (welche Gedanken würden Ihnen durch den Kopf gehen, welche Gefühle würden Sie spüren und wie würde Ihr Körper reagieren, was würden Sie am liebsten tun?)?"
- „Wie wären Sie, wenn Sie richtig aggressiv sind? (Woran würde ich es merken? Woran würden Sie es selbst merken?)"
- „Was wäre das Schlimmste, was Sie tun könnten, wenn Sie richtig aggressiv sind?"

Beschreibung der Übung

Auch in der *Gruppenarbeit* kann die Übung Einsatz finden: Alle Mitglieder der Gruppe können durch wechselseitige Exploration ihre Aggressionsprofile erstellen und auswerten sowie Lösungsansätze finden.

Arbeit an der Angst vor Geistern und bösen Mächten

Autor/-in

Hartmut Spring

Ziel der Übung

Überwindung erlernten Meideverhaltens

Zielgruppe

Bisher nur Erfahrungen mit Erwachsenen, nur bei nichtpsychotischen Störungsbildern anzuwenden.

Einsatzmöglichkeiten / Indikationen

Angstkonfrontationen mit Pat. anderer Kulturkreise

Setting

Einzelexposition mit oder ohne Therapeuten

Bereich/Fokus

- Paradoxe Bearbeitung destruktiv erlebter Emotionen
- Blickrichtungsänderung von negativen zu positiven Erfahrungswirklichkeiten

Dauer der Übung

Individuell verschieden

Benötigtes Material

Ausreichende Informationen über den Kulturkreis des Pat. (wichtig)

Beschreibung der Übung

Bei Pat. anderer Kulturkreise (Afrika, Türkei) kommt es immer wieder vor, dass unbestimmte (Mächte) oder personifizierte Ängste (böser Geist) quasireligiöse Qualität zugesprochen bekommen. Die eigenen Ängste werden nicht mit Objekten (Fahrstuhl) oder Situationen (Agoraphobie) verbunden, vielmehr wird der Angst als solcher Wesensqualität zugesprochen. Diese subjektive Wirklichkeit gilt es ernst zu nehmen und Pat. zu Konfrontationen zu befähigen. Bei dualistischen Weltbildern gibt es für die Betroffenen neben den bösen Mächten auch immer eine gute schützende Macht. Ausgehend von dem Vertrauen des Pat. auf die schützende Macht gilt es Schritte zu erarbeiten, wie aus der Sicherheit der schützenden Macht mit diesen Geistwesen gesprochen werden („Du machst mir keine Angst.") oder vermuteten Geistwesen gegenübergetreten werden kann (die Tür öffnen, hinter der ein Geist befürchtet wird) oder gelernt wird, die Dunkelheit (als Bereich des Bösen) auszuhalten. Der Rückgriff auf die gute Macht bedeutet dabei kein neuerliches Meideverhalten, sondern ein sich Bewusstmachen der erlebten Gesamtwirklichkeit gegenüber der bisherigen verstärkten Akzentuierung der Teilwirklichkeit der bösen Mächte. Mitunter kann es hilfreich sein, wenn die Konfrontation mit einem einmaligen rituellen Tun abgeschlossen wird.

Arbeit mit Ambivalenzen: Zwei-Stuhl-Technik

Autor/-in	Annette Kämmerer
Ziel der Übung	Indem zunächst die eine Seite eines ambivalenten Erlebens exploriert und erkundet wird, können die dazu gehörigen Gedanken, Gefühle und Motive mit größerer Ruhe und Genauigkeit erkundet werden. Ein ständiger innerer Wechsel zwischen den Alternativen wird dadurch unterbunden und es kann zu einer vertieften inneren Klärung der Bestandteile von Ambivalenzkonflikten kommen.
Zielgruppe	Für alle Altersgruppen geeignet.
Einsatzmöglichkeiten / Indikationen	Bei allen nicht-psychotischen Störungen geeignet; vor allem bei Ambivalenzkonflikten in Entscheidungssituationen hilfreich.
Setting	Einzeltherapie, aber auch als Einzelarbeit in der Gruppe.
Bereich/Fokus	Je nach Inhalt der zu behandelnden Konflikte können Kognitionen ebenso bearbeitet werden wie Emotionen.
Dauer der Übung	Je nach Indikation variierbar von zehn Minuten bis zu mehreren Sitzungen.
Benötigtes Material	Zwei Stühle
Beschreibung der Übung	Zunächst sind die Facetten der inneren Ambivalenz herauszuarbeiten, das heißt, es ist zu klären, um welche voneinander verschiedenen oder sogar einander widersprechenden Überlegungen oder um welche unterschiedlichen Gefühle es geht. Bei der Zwei-Stuhl-Technik ist es wichtig, die beiden ambivalenten Kognitionen oder Gefühle möglichst prägnant herauszuarbeiten. Pat. wird nun gebeten, auf einem der Stühle Platz zu nehmen und sich in eine der beiden Überlegungen oder Befindlichkeiten hineinzuversetzen und dieser einen Seite eine Stimme zu geben. Der Therapeut/die Therapeutin sind angehalten, diese Aktualisierung des inneren Erlebens zu begleiten und zu explorieren. Danach folgt der Wechsel auf den anderen Stuhl und der anderen Seite der Ambivalenz wird eine Stimme gegeben. In der Auswertung kann es hilfreich sein, wenn Pat. eine Art Beobachterposition einnimmt, um gewissermaßen aus einer dritten Perspektive das Geschehen zu betrachten und zu bewerten.

Greenberg, L. S., Rice, L. N. & Elliott, R. (2003). *Emotionale Veränderung fördern. Grundlagen einer prozess- und erlebnisorientierten Therapie.* Paderborn: Junfermann.

Und viele andere ...

Quellenangabe oder weiterführende Literatur

Das „Auftragskarussell“ oder auch „Münchhausens Zopf“

Autor/-in	Arist von Schlippe
Ziel der Übung	Unsichtbare Dritte mit in das Geschehen einbeziehen
Einsatzmöglichkeiten / Indikationen	Zur Problemklärung, bei Blockierungen im Therapie- oder Beratungsprozess
Setting	Einzelarbeit, mit KollegIn, in Supervisionsgruppe usw.
Bereich/Fokus	Arbeit mit Systemen
Dauer der Übung	Ein bis zwei Stunden
Benötigtes Material	Ruhiger Raum, Stühle

Beschreibung der Übung

In jeder Form von Beratung, Coaching, Supervision oder Therapie spielen Personen, die nicht direkt im Beratungssetting anwesend sind, eine große Rolle. Aufträge werden nämlich oft nicht nur von Personen erteilt, die direkt an der Beratung teilnehmen. Vielmehr sitzen vielfach „unsichtbare“ Dritte und Vierte mit im Zimmer und deren Phantasien und Wünsche über das Beratungsgeschehen können dieses bedeutsam beeinflussen und im Extremfall die Bewegungsmöglichkeiten aller Gesprächspartner erheblich einschränken. Im Folgenden soll ein Modell dargestellt werden, das in einer solchen festgefahrenen Situation die Möglichkeit darstellt, sich einen guten Überblick über die äußeren und inneren Stimmen in dieser Auftragskonstellation zu verschaffen, sich damit sozusagen wie Münchhausen am „eigenen Zopf aus dem Sumpf“ zu ziehen und die eigenen Bewegungsmöglichkeiten wieder herzustellen.

1 Problemsystem

Mit der Entwicklung von der Familientherapie zur systemischen Perspektive (Reiter et al., 1997) verlagerte sich der Schwerpunkt der Betrachtung von der Familie, auf die ein Berater/eine Beraterin „von außen“ schaut und in das er oder sie eingreift, auf das „Problemsystem“. Als Problemsystem wird das Geflecht aus Verhalten, Kommunikationen, Beschreibungen und Bedeutungen verstanden, das alle Beteiligten miteinander erzeugen. Der Berater wird nun als *Mitglied des Problemsystems* betrachtet, er/sie ist gemeinsam mit anderen durch seine/ihre Beschreibungen an der Konstitution

Beschreibung der Übung

des Problemsystems beteiligt. Diese „anderen“ können Familienmitglieder, Helfer oder andere Beteiligte sein. Das Problemsystem wird in dieser Sicht von der BeraterIn nicht (nur) als von einem Experten beobachtet, sondern von ihr (auch) erfahren. Das heißt, er/sie lernt die vielfältigen Angebote, die Wirklichkeit zu strukturieren und zu interpunktieren, nicht nur kennen, sondern *erlebt* und *spürt* den Druck der Regeln des Problemsystems, bekommt Kenntnis von dem, was in diesem System erlaubt ist und was verboten. Es ist physisch spürbar, ob es in einem System gestattet ist, das Wort „ich“ zu benutzen und anders zu sein als die anderen, es ist spürbar, ob es tabuisiert ist, Wünsche auszusprechen, eigene Gefühle auszudrücken u. v. a. m. In der Herausforderung der Regeln kommt der/die BeraterIn auch mit deren Restriktionen in Berührung; nicht selten haben Erfahrungen von Sackgassen im Beratungsprozess damit zu tun, dass man sich als Gesprächspartner auf die Regeln und Tabus der Familie einlässt und sich selbst in der eigenen Handlungsfähigkeit einschränkt. Das Bewusstsein für die Vielfalt von Optionen geht verloren (man spricht hier auch von „Problemtrance“) – und damit die Möglichkeit, einen hilfreichen Beitrag zu einem Kontext zu leisten, in dem konstruktive Veränderungen geschehen können. Nicht zuletzt erlebt man auch den Druck der eigenen „Erwartungs-Erwartungen“ an den „Generalisierten Anderen“, die man als „Mitgift“ aus der eigenen Familiengeschichte in das Problemsystem mit einbringt.

2 Offene und verdeckte Aufträge in Problemsystemen

In der systemischen Beratung werden die oben beschriebenen Aspekte gewöhnlich als „Aufträge“ bezeichnet. Die Klärung solcher Aufträge ist ein vordringliches Ziel zu Beginn des Kontakts, bleibt aber u. E. für den gesamten Prozess weiterhin bedeutsam. Gerade in Situationen, in denen sich eine Beratung „festgefahren“ hat, lässt sich vielfach herausarbeiten, dass (oft trotz vorhergehender Auftragsabklärung) eine BeraterIn versucht, in einem Problemsystem mehreren inkompatiblen Aufträgen gerecht zu werden. Vielfach ist es gerade dieser Versuch, alle (und das heißt eben auch die widersprüchlichen) Aufträge zu erfüllen, der zu dem Gefühl von „Sackgasse“ führen kann. Damit folgt der Berater den unausgesprochenen Angeboten der Mitglieder des Problemsystems, Wirklichkeit in spezifischer Weise wahrzunehmen und aus den vielen Möglichkeiten, sich zu verhalten und zu kommunizieren, nur einige wenige auszuwählen.

Die Klärung der Auftragssituation ist oft dadurch erschwert, dass Aufträge nicht nur offen vergeben werden („Die Beziehungen im Team/in der Familie sollen besser werden“), sondern auch verdeckt („... und dazu soll X uns verlassen: Bitte stelle fest, dass dies der einzige Weg ist, und übernimm die Verantwortung für seinen Hinauswurf!“). Verdeckte Aufträge sind vielfach nicht explizit bewusst und daher auch gerade zu Beginn einer Auftragsübernahme schwer verhandelbar. Und so ist es oft gerade der Ver-

Beschreibung der Übung

such, alle, auch die widersprüchlichen Aufträge zu erfüllen, der zu dem Gefühl von „Sackgasse" führt. Je früher daher die Auftragssituation prägnant ist, umso besser ist die eigene Bewegungsfähigkeit gewährleistet.

Das Auftragskarussell stellt ein Instrumentarium bereit, mit Hilfe dessen eine BeraterIn schnell wieder Zugang zu ihren Handlungsmöglichkeiten findet. Es ermöglicht einen Zugang zu der komplexen Gesamtsituation, wie sie sich als phänomenales Feld aus der Perspektive der Beraterin darstellt.

Obwohl natürlich keine „objektiven" Aussagen über die „Wirklichkeit" gemacht werden, erleben viele KollegInnen, die das Konzept umgesetzt haben, es als eine Bereicherung der eigenen Perspektiven und als eine gute Methode in kurzer Zeit einen Überblick über die offenen und verdeckten Aufträge im Problemsystem zu bekommen, wie sie jeweils vom Berater oder der Beraterin aktuell wahrgenommen und erlebt werden. Als Methode ist es der von Virginia Satir entwickelten „Parts-Party" verwandt. Es kann entweder allein oder in der Gruppe (z. B. Intervision) durchgeführt werden.

3 Durchführung

Das Auftragskarussell kann von demjenigen, der eine Klärung wünscht, allein oder mit Hilfe eines Kollegen/einer Kollegin – aber auch in einer Supervisionsgruppe – durchgeführt werden. Im Zentrum der Methode steht in jedem Fall das von dem Betreffenden wahrgenommene und erlebte Auftragsgeflecht, unabhängig davon, wie dieses „wirklich" beschaffen ist. Die Durchführung soll hier beispielhaft im Sinne einer Anleitung als Einzelmethode beschrieben werden. Für andere Situationen kann sie leicht entsprechend modifiziert werden.

3.1 Zeit und Raum schaffen

Sorgen Sie für einen Ort, an dem Sie für etwa ein bis zwei Stunden ungestört sind. Versetzen Sie sich in eine „meditative Haltung": Fragen Sie sich ohne „Zensur", wer Ihnen für die Beurteilung der Situation wichtig zu sein scheint. Stellen Sie für alle Personen, die Ihnen einfallen, einen Stuhl (oder ein Kissen) bereit und legen Sie einen Zettel mit dem Namen darauf.

3.2 Das äußere Problemsystem benennen: „Für jeden einen Stuhl!"

Wichtig ist nun, zunächst neben den unmittelbar am Prozess beteiligten Personen sich auch auf Menschen zu konzentrieren, mit denen Sie *nicht direkt* in Kontakt stehen. Das Problemsystem kann durchaus diese mit einbeziehen. Hier geht es um die Frage „impliziter Mitgliedschaft": Mit welchen offenen und verdeckten Aufträgen dieser impliziten Mitglieder sitzen die Ratsuchenden – und auch Sie selbst – im Raum? Welche Auswirkungen werden sich für die impliziten Mitglieder ergeben, wenn die expliziten sich für bedeutsame Veränderungen entscheiden?

Abbildung 1: ***Beispiel Familienberatung: Die Position des Beraters/der Beraterin im Geflecht der Aufträge***

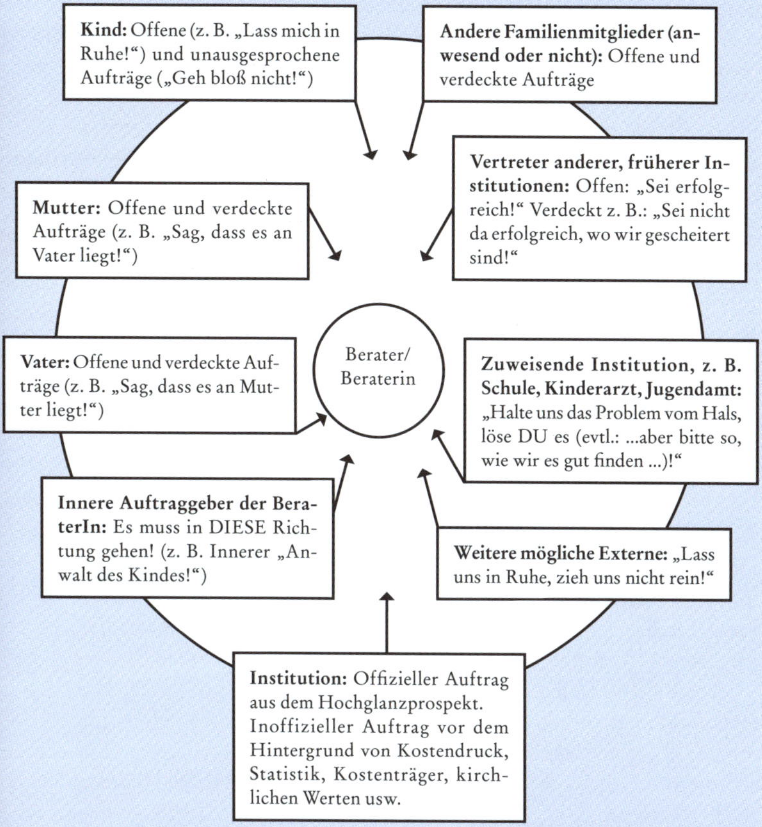

Daher ist neben der Frage nach aktuellen Gesprächsteilnehmern auch die Frage nach dem Zuweisungskontext bedeutsam: Welche Personen entwickeln eine Perspektive auf das Geschehen der Beratung, welche Arten von Aufträgen könnten sie direkt oder indirekt vermitteln? Nicht selten erfolgen solche Aufträge ja sehr offen: Eine Jugendamtsvertreterin/ein Lehrer schickt eine Familie in Beratung, ein Träger vereinbart und bezahlt eine Supervision, nimmt aber nicht selbst an der Veranstaltung teil o. Ä.

3.3 Innere Auftraggeber suchen: „Für jeden einen Stuhl!“

Problemsysteme werden nicht nur durch die Kommunikationen *äußerer Personen* gebildet, sondern auch durch die Kommunikationen mit *„inneren Personen“*, also mit Repräsentanten eigener kritischer oder auch unterstützender Anteile.

Beschreibung der Übung

Fragen Sie sich also auch nach ihnen. Es können Menschen aus der eigenen Geschichte sein wie z. B. ein strenger Leistungen fordernder Vater, eine hilfsbedürftige Großmutter, aber auch sehr persönliche innere Anteile wie z. B. der „Anwalt des Kindes“ (Brönneke u. a., 1992), die „innere Feministin“ o. Ä. Man kann für die inneren Anteile auch Phantasiefiguren wählen (Märchengestalten, Filmschauspieler, Politiker, historische Gestalten o. Ä.). Versammeln Sie auch diese um sich – denken Sie dabei aber auch an hilfreiche innere und äußere Personen (z. B. den Partner/die Partnerin, der/die sagt: „Egal, wie du das Problem löst, ich mag dich!“). Schließlich und vor allem laden Sie Ihren „kreativen Teil“ ein, der Ihnen schon oft geholfen hat, Probleme erfolgreich und erfindungsreich anzugehen.

3.4 Gefühl der Blockierung

Das Auftragskarussell geht jeweils von dem zentralen Gefühl der Blockierung aus. Vergegenwärtigen Sie sich dieses Gefühl möglichst genau: Wie geht es mir in Bezug auf das System, das ich berate? Schauen Sie sich im Kreis um: Wo ist es am stärksten? Beginnen Sie dort dann Schritt 3.5.

3.5 Identifikation: Fokussierung der Aufträge: ein prägnanter Satz

Im nächsten Schritt treten Sie mit allen oder den wichtigsten Gestalten in Kontakt, indem Sie sich auf deren Stuhl setzen und sich in sie einfühlen. Die gestalttherapeutische Technik der Identifikation ermöglicht eine unmittelbare Erlebnisnähe, die „über den Kopf“ nicht zu leisten ist. Diese Identifikation kann auch neue Hypothesen über verdeckte Aufträge erbringen, die möglicherweise den offenen Aufträgen unterliegen.

Versuchen Sie, die Identifikation mit einem möglichst prägnanten Satz zu den offenen und zu den verdeckten Aufträgen abzuschließen: „Es soll in unserer Familie/Team weniger Streit geben!“ – „Sorge dafür, dass es mal richtig kracht hier, aber halte mich raus!“ – „Sorge dafür, dass mein Vater mich anerkennt!“ – „Hilf mir, mich nicht schlecht zu fühlen, wenn wir unsere Tochter ins Heim geben!“ – „Mache deutlich, dass meine Frau die Versagerin ist, an der es liegt, dass wir Familienprobleme haben!“ Dies Präzisieren ist mit einem Helfer meist leichter.

3.6 Gegebenenfalls „Hilfs-Ichs“ einführen

Dieser Schritt kann auch übersprungen werden, kann aber in einer Gruppensupervision eine interessante Erfahrung bedeuten: Setzen Sie sich in die Mitte und lassen Sie sich die Aufträge noch einmal laut von Rollenspielern sagen. Dies kann anfangs langsam und nacheinander gehen, später dann mehr und mehr den Charakter eines Karussells bekommen, indem die Sätze ineinander übergehen. Schließen Sie die Augen: Welche Aufträge hören Sie besonders akzentuiert, was lösen einzelne Schlüsselworte bei Ihnen aus?

Beschreibung der Übung

3.7 Das „demokratische Grundgefühl“
Seit Abschaffung der Leibeigenschaft und Sklaverei kann Sie niemand zu etwas zwingen, was Sie nicht wollen. Es kann sein, dass Sie, um den Job zu behalten, etwas tun, was Sie nicht gern tun, aber Sie behalten die Möglichkeit „nein“ zu sagen. Das ist sehr wichtig, sich zu vergegenwärtigen: Niemand kann mich zwingen, ich bin nie verpflichtet, einen Auftrag anzunehmen, vor allem nicht automatisch so, wie er mir gegeben wird. Ein Kontrakt braucht die Zustimmung von beiden Seiten. Dies ist eine wichtige Vorbedingung für den nächsten Schritt, nämlich der Differenzierung: Was nehme ich an, was lehne ich rundweg ab und wo mache ich ein Angebot?

3.8 Die Fülle differenzieren: Annahme, Modifikation, Ablehnung
Wenn Sie nach dem Prozess der verschiedenen Identifikationen wieder auf den eigenen Platz zurückgehen, kann es Ihnen gehen wie vielen, die angesichts der Vielfalt der z.T. widersprüchlichen und inkompatiblen Aufträge ein Gefühl von Hilflosigkeit und Ohnmacht überfällt: „Das kriege ich nie unter einen Hut!“ Man wird mit der gesamten Komplexität konfrontiert und erlebt diese als nicht reduzierbar. Hier ist es wichtig, sich getreu dem chinesischen Sprichwort zu verhalten, „Der Weg von 1000 Meilen beginnt mit dem ersten Schritt“, und zu differenzieren. Nehmen Sie Ihren Stuhl und setzen Sie sich nacheinander jeder einzelnen Person gegenüber und achten Sie darauf, was Sie von dem Auftrag bereit sind, zu übernehmen, was Sie modifizieren und was Sie zurückweisen: „Den Autrag in der Form werde ich nicht akzeptieren. Ich kann Ihnen aber das und das anbieten!“ Nachdem sie diese Runde durchlaufen haben, erleben viele Berater ein Gefühl von Befreiung: Es ist nicht nötig, allen Aufträgen zu entsprechen, man kann diesen eigene Angebote entgegensetzen, sobald das Auftragsgeflecht deutlich geworden ist.

3.9 Wo stehe ich jetzt? – Standortbestimmung und Umsetzung in die Praxis
Vielfach genügt die Durchführung des Auftragskarussells, um wieder Zugang zur eigenen Handlungsvielfalt zu haben. Die Klarheit über die Situation führt zu verändertem Handeln, dieses wirkt sich im System selbst aus, neue Interaktionsmuster können sich entwickeln.

An zwei Punkten könnte eine explizitere Umsetzung bedeutsam sein:

- Bei sehr problematischen offenen Aufträgen. Im Falle sehr diffuser oder widersprüchlicher Aufträge sollten diese im zu beratenden (realen) System offen thematisiert werden, denn dann ist der Kontrakt offensichtlich noch nicht klar. Eine solche Klärung kann z.B. dazu führen, dass die Arbeit beendet wird oder dass sie auf einer anderen Ebene, ggf. mit anderen Personen, fortgesetzt wird.

Beschreibung der Übung

- Bei sehr hartnäckig kritischen inneren Anteilen. Anders als bei externen Kooperationspartnern kann man ihre Aufträge nicht einfach ablehnen, sind es doch bedeutsame innere Stimmen. Es kann sein, dass man in der Konfrontation mit ihnen Lebensthemen noch einmal begegnet, für die man sich noch einmal Unterstützung sucht. Kurzfristig kann mit den kritischen Stimmen eine Vereinbarung getroffen werden. So kann z. B. der „innere Abwerter“ gebeten werden, für die Zeit der Therapiesitzung außerhalb des Raumes, vielleicht auf einem extra dafür reservierten Stuhl, zu „warten“, sofern Sie ihm vermitteln, dass Sie bereit sind, sich nach der Sitzung seinen Argumenten zu stellen (eine solche Vereinbarung sollten Sie dann unbedingt einhalten!).

Quellenangabe oder weiterführende Literatur

v. Schlippe, A. (1992). Möglichkeiten der Selbst-Supervision. Eine Umsetzung des Satir'schen Ansatzes. In G. Moskau & G. Müller (Hg.), *Virginia Satir – Wege zum Wachstum* (S. 233–242). Paderborn: Junfermann.

v. Schlippe, A. (1996). Das Auftragskarussell. In H. Schindler (Hg.), *Systemisches Arbeiten in der Heimerziehung.* (S. 135–142). Dortmund: verlag modernes lernen.

v. Schlippe, A. & Kriz, J. (1996). Das Auftragskarussell – eine Möglichkeit der Selbstsupervision in der systemischen Therapie und Beratung. In *System Familie, 9* (3), 106–110.

Das Beziehungsrad

Autor/-in

Wolfgang Jänicke

Ziel der Übung

Verständnis für die eigene Geschichte entwickeln; Relevanz biographischer Erfahrungen für gegenwärtiges Erleben erkunden

Zielgruppe

Erwachsene, Jugendliche

Einsatzmöglichkeiten / Indikationen

Analyse der Entstehungsbedingungen gegenwärtigen Erlebens; alle psychischen Störungen

Setting

Einzeltherapie, Arbeit mit Paaren, Gruppen

Bereich/Fokus

Emotionales Erleben, Aktivierung von Erinnerungsschemata, Kognitive Restrukturierung

Dauer der Übung

In Kombination mit weiteren Übungen über mehrere Sitzungen hinweg

Benötigtes Material

Große Papierbögen, Stifte

Beschreibung der Übung

„Nehmen Sie ein Blatt Papier zur Hand, schreiben Sie Ihren Namen in die Mitte und malen Sie einen Kreis darum. Von diesem Kreis zeichnen Sie Linien zu jeder Person, die von Ihrer Geburt bis zum Alter von etwa 18 Jahren Einfluss auf Sie hatte, Personen, die sowohl positiven wie negativen Einfluss auf Sie hatten. Zeichnen Sie die Linie umso kürzer und dicker, je stärker der Einfluss war, und umso länger und dünner, je geringer er war. Schreiben Sie neben jeden Namen, welche Position die Person in Ihrem *Beziehungsrad* hatte, und ein Adjektiv oder kurzen Satz, mit dem Sie die Art ihres Einflusses charakterisieren."

Quellenangabe oder weiterführende Literatur

Nerin, W. F. (1989). *Familienrekonstruktion in Aktion.* Paderborn: Junfermann.

McGoldrick, M. & Gerson, R. (2003). *Genogramme in der Familienberatung* (2. Aufl.). Bern: Huber.

Bitte sage mir, was dir an mir gefällt – Komplimente bitte!

Autor/-in	Sigrun Ritzenfeldt-Turner
Ziel der Übung	Austausch und Konzentration auf positive Aspekte der Personen/dem Selbst; (nur) positives Feedback holen
Zielgruppe	Erwachsene, Jugendliche
Einsatzmöglichkeiten / Indikationen	Wenn sich die Teilnehmer der Gruppe schon eine Zeit lang kennen
Setting	Paar und noch besser in der Gruppe
Dauer der Übung	Ca. 45 Minuten
Benötigtes Material	Zwei Stühle pro Paar
Beschreibung der Übung	• Zwei Personen setzen sich gegenüber; eine beginnt und fragt die andere: „Bitte sage mir, was dir an mir gefällt!“ • Dann schweigen beide und schauen sich an. Die gefragte Person sagt so viel, wie ihr einfällt – ca. zwei bis drei Minuten. • Dann Wechsel, nun teilt der andere seinem Gegenüber mit, nachdem er die Bitte gehört hat, „Bitte sage mir, was dir an mir gefällt“, was ihm am anderen gefällt – ca. zwei bis drei Minuten. • Dann erneuter Wechsel mit A bittet B: „Bitte sage mir noch einmal, was dir an mir gefällt“ – ca. zwei bis drei Minuten. • Letztmaliger Wechsel mit B bittet A: „Bitte sage mir noch einmal, was dir an mir gefällt“ – ca. zwei bis drei Minuten. • Erst dann Austausch in den Zweiergruppen: Was war leichter, was schwerer? Geben oder nehmen? Kein Austausch über den Inhalt der Rückmeldungen. • Abschließend Austausch im Plenum – Umgang mit positiver Rückmeldung, um Rückmeldung bitten, Tendenz abzuwerten, zu leugnen etc. • Der Leiter/die Leiterin gibt die Zeit vor, achtet auf den Tausch und darauf, dass die ritualisierte Frage, „Bitte sage mir, was dir an mir gefällt“, gestellt und abgewartet wird.
Quellenangabe oder weiterführende Literatur	Seifert, Angela (1999). *Jetzt pack ich's an* (S. 133). Stuttgart: Trias-Verlag.

Chronik der Familienlebensereignisse

Autor/-in	Wolfgang Jänicke
Ziel der Übung	Verständnis für die eigene Geschichte entwickeln; Relevanz biographischer Erfahrungen für gegenwärtiges Erleben erkunden
Zielgruppe	Erwachsene, Jugendliche
Einsatzmöglichkeiten / Indikationen	Analyse der Entstehungsbedingungen gegenwärtigen Erlebens; alle psychischen Störungen
Setting	Einzeltherapie, Arbeit mit Paaren, Gruppen
Bereich/Fokus	Emotionales Erleben, Aktivierung von Erinnerungsschemata, Kognitive Restrukturierung
Dauer der Übung	In Kombination mit weiteren Übungen über mehrere Sitzungen hinweg
Benötigtes Material	Große Papierbögen, Stifte

Beschreibung der Übung

Instruktion

„Hier werden alle Daten und Ereignisse zusammengetragen, von denen Sie meinen, dass sie in irgendeiner Weise erklären, wer und was Sie heute sind, beginnend mit der Geburt Ihrer Großeltern bis zur heutigen Zeit. Unterteilen Sie die Chronik in drei Abschnitte: die Familie des Vaters, die Familie der Mutter und Ihrer Herkunftsfamilie. Letztere beginnt mit der ersten Begegnung von Vater und Mutter. Wenn Sie das Datum eines Ereignisses nur schätzen können, dann setzen Sie ein Fragezeichen dahinter.

Auch Familiengeschichten oder Familienmythen sind wichtig, da wir uns oft danach ausrichten. In diese Chronik gehören weit mehr als nur Geburtstage, Todestage und Eheschließungen. Krankheit, Schulwechsel, Kündigung, Erfolge und Misserfolge, Weltereignisse haben alle Einfluss auf die Formung des Menschen.

Schauen Sie auf Ihr Leben zurück und fragen Sie sich, in welchen Phasen Sie sich am lebendigsten gefühlt haben. Bei welchen Ereignissen haben Sie sich am lebendigsten gefühlt?

Suchen Sie nach weiteren positiv und negativ erlebten Ereignissen. Welche Ereignisse sind bis heute wirksam bzw. haben Ihre Entwicklung nachhaltig beeinflusst?

Beschreibung der Übung

Wenn Sie zwei oder drei Lebensphasen und zwei oder drei Ereignisse gefunden haben, dann analysieren Sie, was Ihnen jeweils dieses Gefühl voller Lebendigkeit verschafft hat.

Benennen Sie nun drei der für Sie heute wichtigsten *Ziele!!*

Formulieren Sie ausgehend von den Genogrammen, den Tabuthemen und Ihren Zielen ein übergeordnetes *Thema* für Kindheit, Gegenwart und Zukunft."

Für die Arbeit in der Gruppe

Entwickeln Sie eine mögliche Fragestellung für die Arbeit in der Gruppe!

Beispiele:

- „Was an meiner heutigen Lebensgestaltung scheint mir hinderlich?"
- „Welche Aspekte meiner Familiengeschichte belasten mich oder geben mir Rätsel auf?" (Stellt Euch die Familie vor, in der Ihr aufgewachsen seid: Welche Fragen und Rätsel tauchen dabei auf?)
- „Was möchte ich verändern oder besser verstehen, was wiederholt sich ständig?"
- „In welchen Konflikten und Problemen lebe ich derzeit (gegenwärtiges Dilemma), die in Zusammenhang mit meiner Lerngeschichte zu sehen sind?"
- „Welche Erfahrungen habe ich in meiner Herkunftsfamilie gemacht (z. B. Umgang mit Nähe und Distanz, mit Hierarchien und Macht/Kontrolle/Entscheidung, Umgang mit Gefühlen und Konflikten, Lernen von Regeln und Normen)?
  Was ist das Besondere dieser Erfahrung und welche Lernerfahrung steht damit in Zusammenhang?"

Quellenangabe oder weiterführende Literatur

Nerin, W. F. (1989). *Familienrekonstruktion in Aktion.* Paderborn: Junfermann.

McGoldrick, M. & Gerson, R. (2003). *Genogramme in der Familienberatung* (2. Aufl.). Bern: Huber.

Distanzierendes Aufschreiben

Autor/-in

Martina Belz & Franz Caspar

Ziel der Übung

Das Problem wird auf eine Tafel oder Flipchart „projiziert".

TherapeutIn und Pat. nehmen gemeinsam gegenüber dem Problem Aufstellung. Dadurch kann der Pat. sein eigenes Leben in der Beobachterrolle anschauen, sein Problem aus der Distanz heraus besser verstehen und aus der Rolle des Außenstehenden Ratschläge erteilen. Pat. arbeiten dann gemeinsam mit Therapeutin und Therapeut am Problem.

Implizit wird vermittelt: Das Problem kann potentiell gelöst werden, wenn wir mal von außen draufschauen und es gemeinsam anpacken.

Zielgruppe

Alle Pat., besonders geeignet für Pat. mit Beziehungsproblemen zum Therapeuten (u. a. Persönlichkeitsakzentuierungen), Pat. mit Problemen in der Emotionsregulierung, denen eine gewisse Distanzierung vom Problem bei der Bearbeitung hilft.

Einsatzmöglichkeiten / Indikationen

Alle Probleme, bei denen Aufdröseln ansteht; Transparenz herstellen bezüglich Art der Problemdefinition und -bearbeitung; Therapeutenmodell für systematisches Angehen der Probleme.

Achtung: Das Vorgehen sollte von einer guten Therapiebeziehung getragen sein und nicht in einer schlechten Beziehungssituation missbraucht werden, um den Pat. auf Distanz zu halten.

Setting

Alle Settings

Bereich/Fokus

Kognitionen, Verhalten, Emotionen

Dauer der Übung

Variabel, kaum unter fünf Minuten, u. U. Therapiestunden füllend, kann aber weit über eine Stunde hinaus wirken.

Benötigtes Material

Wandtafel oder Flipchart (Blatt von Letzterem kann Pat. mitnehmen), zur Not aber auch ein Blatt Papier, das vor beiden auf dem Tisch liegt.

Beschreibung der Übung

Der Therapeut erkennt, dass Pat. zu sehr im Problem verwickelt ist, um es mit einer gewissen (positiven) Distanz lösungsorientiert angehen zu können. Ein weiterer Anlass kann sein, dass Pat. das Problem an den Therapeuten „abgeben" will, während dieser Wert auf eine gemeinsame Arbeit legt. Der Therapeut schlägt vor, es in vereinfachter Form einmal aufzuschreiben oder zu zeichnen. Bei reaktanten Pat. kann man sich betont ihre Erlaubnis einholen. Man kann auch vorwegnehmen, dass das etwas lehrer-/schülerhaft wirken kann, wenn man sich an die Tafel stellt, dass es hier aber um das

Beschreibung der Übung

gemeinsame am Problem Arbeiten geht. Oder man lädt den Pat. ein, sich gemeinsam vor das Flipchart zu stellen, bzw. bietet dem Pat. an, selbst den Stift in die Hand zu nehmen.

Inhalt und Form können sehr unterschiedlich sein: Man kann eine SORKC- oder Plananalyse aufzeichnen, aber auch spontan entwickelte Zeichnungen zur Illustration von Ideen, Graphiken von Abläufen und Regelkreisen, Graphiken zur Veranschaulichung des Abstandes zwischen Familienmitgliedern, Problemlöseschemata und vieles mehr verwenden.

Dosierte Exposition

Autor/-in

Hinrich Bents

Ziel der Übung

Bewusste Erfahrung von Bewältigung während der Annäherung an bisher vermiedene Problemsituationen.

Zielgruppe

Für alle Patientengruppen geeignet, bei denen Annäherung an bisher gemiedene Problemsituationen therapeutisch notwendig ist.

Einsatzmöglichkeiten / Indikationen

Störungen mit ausgeprägtem Meidungsverhalten, v. a. Angststörungen, Zwänge, PTSD, Essstörungen, Somatisierungsstörungen.

Setting

Einzel- und Gruppentherapie, mit und ohne therapeutische Begleitung, ambulant und stationär.

Bereich/Fokus

Problemaktualisierung und Bewältigungsverhalten

Dauer der Übung

20 bis 90 Minuten

Beschreibung der Übung

Es gibt unterschiedliche Varianten der Expositionstherapie. Sehr gute Erfolgsraten sind für die massierte Exposition ebenso wie für graduierte Vorgehensweisen dokumentiert. Hier soll ein dritter Weg dargestellt werden, der eine schrittweise Annäherung an die Angstsituation erlaubt, die sich durch eine Betonung der aktiven Rolle der Patientinnen und Patienten auszeichnet.

Pat. begeben sich zunächst ohne Einsatz von Vermeidungsverhalten in die gefürchtete Situation. Anders als bei der massierten Exposition wird jedoch die Instruktion gegeben, das Ausmaß der Angst nicht über ein Level von ca. 50 Prozent ansteigen zu lassen, für eine Weile (ca. ein bis zwei Minuten) in diesem Zustand zu verharren, um dann durch Verlassen oder andere Verhaltensänderungen die Angststärke wieder zu reduzieren. Hier wird also aktiv ein Flucht- und Vermeidungsverhalten eingesetzt. Aber: Die Angststärke sollte nur bis ca. 30 Prozent reduziert werden. Falls die Angst geringer werden sollte, ist Pat. angehalten, sofort wieder etwas zu unternehmen, um die Angst auf das Minimallevel von 30 Prozent zu steigern.

Auf diesem Niveau können Pat. sich nun einige Zeit (wieder ca. ein bis zwei Minuten) „ausruhen", bevor jetzt erneut die Aufforderung ergeht, die Angst nun auf 60 Prozent zu steigern, dort wieder kurze Zeit zu verharren (aber dabei darauf zu achten, dass die Angst nicht versehentlich stärker wird – oder sinkt), um dann wieder auf 30 Prozent zu reduzieren. Dieser Vorgang wird bis zu zehn- oder zwanzigmal wiederholt. Zumeist fällt es Pat. schwer, das Angstlevel von 50 oder 60 Prozent noch mit dem bisherigen Annähe-

Beschreibung der Übung

rungsverhalten zu erreichen. Es müssen immer deutlichere Annäherungen eingesetzt werden, um noch die vorgegebene Angststärke zu erfahren. Damit wird auch auf diesem Weg eine deutliche Aktivierung des Annäherungssystems der Pat. erreicht, und zwar über einen erheblichen Zeitraum. Gleichzeitig sind Pat. genötigt, zunehmend eigene Ressourcen einzusetzen, um ihr Annäherungsverhalten weiter zu aktivieren. Und bei allem wird es immer schwieriger, überhaupt noch Angst in vorher erlebtem Ausmaß zu erfahren – eine für Angst-Patienten erfreuliche Erfahrung. Und schließlich erfahren Pat. sich selbst als diejenigen, die den ganzen Prozess steuern – wie ein Regisseur am Regiepult erleben sie sich in Distanz zu ihrer eigenen Problematik und lernen, wieder „Herr im eigenen Haus" zu werden.

Quellenangabe oder weiterführende Literatur

Bents, H. (2005). Verhaltenstherapie bei Angststörungen. *Psychotherapie im Dialog, 6* (4), 382–389.

Drei Stühle – Übung zur Problemlösung

Autor/-in

Sigrun Ritzenfeldt-Turner

Ziel der Übung

Realistische Lösungen hinsichtlich eines Konfliktes bzw. Problems werden mit Hilfe der Gruppenteilnehmer erarbeitet.

Zielgruppe

Erwachsene, Jugendliche

Einsatzmöglichkeiten / Indikationen

Neurotische Störungsbilder; geeignet bei intra- und interpsychischen Konflikten

Setting

Gruppe

Bereich/Fokus

Am besten geeignet für Veränderungen im Verhaltensbereich.

Dauer der Übung

Unterschiedlich

Benötigtes Material

Drei Stühle (Traumstuhl, Kritikstuhl, Realisationsstuhl)

Beschreibung der Übung

- Protagonist beschreibt ein zu lösendes Problem.
- Drei Mitglieder einer Gruppe (können vom Protagonisten gewählt werden oder melden sich freiwillig) diskutieren über das vom Protagonisten dargestellte Problem aus unterschiedlichen Positionen:
  (1) Traumstuhl – auf ihm werden Ideale, Visionen, der Soll-Zustand entwickelt,
  (2) Kritikstuhl – von ihm kommen Gegenargumente gegen den „Traumstuhl",
  (3) Realisationsstuhl – auf ihm werden aus den Ideen der beiden anderen „Stühle" brauchbare, umsetzbare Lösungen herausgearbeitet.
- Die Inhaber der Stühle können wechseln, sodass mehrere Mitglieder der Gruppe aktiv beteiligt sind.
- Wichtig ist, dass der Protagonist immer wieder und auch zum Schluss den „Realisationsstuhl" einnimmt, um laut zu äußern, was er aus den Ideen der anderen für sich herauszieht, entwickelt und „wie" umsetzen wird.
- Der Leiter der Gruppe greift moderierend ein und achtet auf Einhaltung der „Stuhlrollen"; dient teilweise als „Dolmetscher".

Emotional Conditioning (EC)

Autor/-in	Rainer Lutz
Ziel der Übung	Die Pat. sind tief entspannt und wohl gestimmt; positive Zukunftsperspektiven, euthymes Erleben und Verhalten, in den Situationen auch sozial kompetentes Erscheinen möglich und akzeptabel.
Zielgruppe	Alle Altersgruppen
Einsatzmöglichkeiten / Indikationen	Depression, insbesondere pessimistische kognitive Schemata, Anhedonie, Schmerzerleben, Tinnitus
Setting	Einzeltherapie
Bereich/Fokus	Emotionsinduzierung. Durch Instruktionselemente können Kognition/Oberpläne angesprochen werden.
Dauer der Übung	Wiederholt ca. 15 bis 20 Minuten
Benötigtes Material	Bequemer Stuhl, ein Dimmer (Elektrofachhandel), der einen gelben (grünen etc.) Strahler in einer Bürolampe regelt.
Beschreibung der Übung	Die Lampe ist seitlich vom Gesicht aufgestellt, der Therapeut kann mit dem Dimmer die Helligkeit z. B. eines gelben Strahlers regeln. In der Instruktion wird beispielsweise eine Strandszene vorgestellt an einem angenehm warmen, nicht zu heißen Tag. Instruktionselemente werden mit der seitlich strahlenden Lichtquelle unterstützt: Wird in der Instruktion das Sonnenlicht angesprochen, regelt der Therapeut gelbes Licht langsam immer heller. Es entsteht auf der Haut des Patienten eine spürbare, angenehme Wärme und durch die geschlossenen Lider ein gelber Lichteindruck, der unmittelbar mit Sonne assoziiert wird: Es werden sinnlich unmittelbar wahrnehmbare Reize geschaffen (diskriminative Reize), die nahezu unausweichlich ein positives Sonnenbild induzieren. Um einer Habituation entgegenzuwirken, das Bild zu intensivieren und die Entspannungsinstruktion zu wiederholen, „schiebt sich eine kleine Wolke vor die Sonne“: Die Helligkeit wird heruntergeregelt. Subjektiv entsteht beim Patienten ein Gefühl von Kühle: „Es wird kühler. Sie wissen aber, dass die Wolke vorbeiziehen und die Sonne wieder strahlen wird“ (Induktion positiver Zukunftserwartung). Ist die Wolke verschwunden, wird das Licht wieder hoch geregelt. Die subjektive Bedeutung einer Farbe muss überprüft werden (z. B. Berufskraftfahrer: gelb = Achtung; Alternative: grüne Waldlichtung).

Emotional Conditioning (EC)

Quellenangabe oder weiterführende Literatur

Siehe auch Literatur zu Entspannung

Lutz, R. & Petrik, M. (1977). *Automatisierung der Entspannungstechnik nach dem Emotional Conditioning*. Berichte aus d. FB Psychologie, Philipps-Universität Marburg, 57.

Ramsey, R. W. (1974). Emotional training: An extension of desensitization. *Behavioral Engineering, 2*, 24ff.

Ramsey, R. W. (1978). Emotional training as an adjunct to assertive training. *Behavioral Engineering, 4*, 97–101.

Gerhards, F. (2003). Chronischer Tinnitus. In M. Jerusalem & H. Weber, *Psychologische Gesundheitsförderung. Diagnostik und Prävention* (S. 621). Göttingen: Hogrefe.

Emotionaler Interventionswechsel

Autor/-in
Steffen Fliegel

Ziel der Übung
Emotionsaktivierung, aktuellen Gefühlen und inneren Blockierungen nachspüren, den Gefühlen eine Körperhaltung und -form geben, neuen Perspektiven durch Veränderung von Haltung, Form und Bewegung nachspüren und dadurch neue Wege für Veränderungen finden.

Zielgruppe
Erwachsene

Einsatzmöglichkeiten / Indikationen
Therapeutische Interventionen in Bezug auf „festgefahrene“ Gefühle, z. B. Angst, Trauer, Trennung, Einsamkeit ...

Setting
Einzeltherapie (modifiziert auch Gruppe und Paar)

Bereich/Fokus
Gefühle, Imaginationen

Dauer der Übung
50 Minuten

Benötigtes Material
Freier Raum, ggf. Musik und Musikwiedergabegerät, hilfreich sind auch ein Kissen oder eine Decke im Raum, Papiertaschentücher.

Besondere Beachtung
Diese Übung bedarf einer guten Vorbereitung (bereits in der Sitzung davor), eines sensiblen und sehr differenzierten Einsatzes und einer guten therapeutischen Beziehung (Pat. muss sich auf Th. verlassen können).

Wie bei jeder Übung gilt hier insbesondere die notwendige Zustimmung des Pat.

Vorzubereiten ist auch die evt. „Schutzengelfunktion“ durch Therapeut oder Therapeutin (s. u.).

Beschreibung der Übung
In der Sitzung vor der eigentlichen Übung werden mit Pat. deren Durchführung besprochen, die Zusammenhänge und Absichten erklärt und die Zustimmung von Pat. eingeholt. Der /Die Pat. wird darüber hinaus gebeten, beim nächsten Mal eine „in die Problem-Gefühle herunterziehende Musik“ mitzubringen und eine Musik, die für Aufbruch, Neues usw. steht (der Einsatz von Musik ist eine Variation, mit der gute Erfahrungen gemacht wurden).

Die eigentliche Übung findet in einem Raum statt, in dem Pat. während des Übungsverlaufs möglichst viel Bewegungsfreiheit hat.

Die Übung wird noch einmal erklärt und Pat. wird dann gebeten, sich in die Mitte des Raumes zu stellen und den Boden fest unter den Füßen zu spüren.

Beschreibung der Übung

Folgende Instruktionen kommen dann von Th.:
„Spüren Sie den festen Boden unter den Füßen. Lassen Sie nun die gesprochenen und ausgewählten Bilder (des zu bearbeitenden Themas, z. B. von dem verstorbenen Menschen, von dem Menschen, der verlassen hat o. Ä.) vor Ihrem inneren Auge aufsteigen. Verbinden Sie diese Bilder auch mit anderen Bildern, die ebenfalls dazu gehören. Lassen Sie die Bilder immer größer und intensiver werden. Spüren Sie die Gefühle, die bei den Bildern wachsen. Lassen Sie alle Gefühle zu und lassen Sie die Gefühle stärker und stärker werden. Alle Gefühle dürfen sein, alle Gefühle haben ihre Berechtigung. Geben Sie auch allen Gedanken Raum, die zu den Bildern gehören. Wenden Sie sich auch den schmerzhaften Gefühlen und Gedanken zu.
Lassen Sie jetzt die Gefühle in Ihrem Körper sprechen und lassen Sie Ihren Körper die Gefühle ausdrücken, in der Haltung und in der Bewegung. Alles ist möglich. Suchen Sie sich Ihren Raum. Geben Sie Ihren Gefühlen Ausdruck über Ihren Körper, über Ihre Haltung, über die Bewegung ...“

Mehrfach einige Instruktionen wiederholen. Wenn das erste Mal das Spüren der Gefühle instruiert wird, kann leise die Musik eingespielt werden, die Pat. als „Musik zum Herunterziehen“ mitgebracht hat. Diese Musik wird während dieses ersten Teils immer wiederholt. Dieser erste Teil dauert etwa 15 Minuten. Diese Zeit ist nötig, damit Pat. ganz in die Bilder eintauchen, die Gedanken und Gefühle spüren und entsprechende Haltungen und Bewegungen einnehmen bzw. durchführen kann.

Th. ist für diesen wie auch für den nächsten Teil auch „Schutzengel“ des Pat., denn wenn Pat. bei den Bewegungen, die mit geschlossenen Augen ausgeführt werden, irgendwo dagegen laufen würde, würde Th. Pat. mit Möglichkeiten, die vorher besprochen wurden, vor schmerzhaften Erfahrungen bzw. Verletzungen schützen.

Diese „Schutzengel-Funktion“ wird bei der Besprechung der Übung in der Sitzung davor ebenfalls thematisiert und mit Pat. bezüglich eventueller Körperkontakte oder Unterstützungsmöglichkeiten abgestimmt.

Nach etwa 15 Minuten wird der Interventionswechsel vorbereitet.

„Halten Sie jetzt inne (Musik wird leise ausgeblendet). Treten Sie einmal aus dem eben erlebten Geschehen heraus. Behalten Sie ruhig Ihre Körperhaltung bei. Wie wäre es, wenn Sie jetzt einmal eine andere Brille aufsetzten? Wie wäre es, wenn Sie einmal die Perspektive wechselten? Was möchten Sie anders machen? Halten Sie die Bilder genauso fest, wie Sie sie eben vor Ihrem inneren Auge hatten (nun wird die Aufbruch-Musik leise und dann immer etwas lauter eingespielt). Versuchen Sie einmal, den Wechsel der Sicht, den Wechsel der Perspektive zunächst mit Ihrem Körper zum Ausdruck zu bringen, mit Ihrer Haltung, mit Ihren Bewegungen. Nehmen Sie sich den Raum, den Sie dafür brauchen. Alles darf sein. Experimentieren

Beschreibung der Übung

Sie mit sich selbst ... (manches mehrfach wiederholen) und beobachten Sie, was mit Ihren Gefühlen und Ihren Gedanken passiert. Verändern Sie sich? Dann drücken Sie diese Veränderung auch wieder in Ihrer Körperhaltung aus ... usw." (Manches wieder mehrfach wiederholen.)

Dauer dieser Sequenz ebenfalls ca. 15 Minuten. „Aufbruchmusik" wird in dieser Zeit immer wiederholt. Nach Ablauf dieser Zeit:

„Suchen Sie sich jetzt einmal einen Platz, vielleicht auf dem Boden, und lassen Sie die Gedanken, die Gefühle wegsacken. Stellen Sie sich Ihr Lebensalbum vor, in das die Bilder zurückgleiten. Sie gehören unabdingbar zu Ihnen und bleiben Ihnen erhalten, zukünftig vielleicht mit verschiedenen Perspektiven."

Zu diesen Sätzen wird die Musik ganz leise gedreht. Nach ca. zwei bis drei Minuten: „Kommen Sie jetzt wieder ganz in den Raum zurück."

Pat. wird noch etwas Zeit gegeben, ggf. schon in der üblichen Sitzecke. Dann wird die Übung ausgewertet.

Falls Pat. sich auf den Boden legt oder mit dem Kopf an die Wand lehnt, irgendetwas Hartes im Kreuz oder hinter dem Kopf oder im Nacken oder irgendwo sonst hat, kann das Reichen eines Kissens oder einer Decke hilfreich sein. Falls Pat. gerade in der ersten Phase der Übung, die häufig emotional sehr eindrücklich ist, zu weinen beginnt, sollte ein Papiertaschentuch gereicht werden.

Insgesamt sollte Pat. bei der Übung so viel wie möglich ganz für sich sein, seine Gefühle, seine Gedanken, seinen Körper und seine Bewegung spüren und – außer wenn Schaden droht – in der Übung nicht unterbrochen werden.

Die vertraute Stimme von Th. ist für Pat. hilfreich, auch für die Gewissheit in der Übung und dem Prozess Unterstützung zu finden.

Entscheidungswürfel

Autor/-in

Hinrich Bents

Ziel der Übung

Entscheidung über die Inanspruchnahme einer Therapie, dabei insbesondere Klärung von subjektiven Vor- und Nachteilen sowohl der vorgesehenen Behandlung als auch der (fort-)bestehenden Störung.

Zielgruppe

Für alle Patientengruppen geeignet.

Einsatzmöglichkeiten / Indikationen

Insbesondere bei Patienten, die in ihrer Entscheidung über die Therapie noch sehr ambivalent sind.

Setting

Einzeltherapie, therapeutische Begleitung, Abschluss der diagnostischen Phase, jederzeit im Therapieverlauf.

Bereich/Fokus

Erwartungen und Befürchtungen an die Therapie, dabei werden sowohl kognitive Repräsentationen als auch damit verbundene emotionale Reaktionen fokussiert.

Dauer der Übung

20 bis 30 Minuten

Benötigtes Material

Flipchart

Beschreibung der Übung

1. Der/die TherapeutIn bittet Pat. zunächst, die Vorteile zu nennen, die die geplante Therapie für ihn oder sie hat. Diese Vorteile (und hier interessiert nur die persönliche Perspektive der Pat.) werden von Pat. auf einer Flipchart-Seite und in großer Schrift deutlich in das erste Kästchen eines Vier-Felder-Schemas (s. Abb.) geschrieben.
2. Wenn diese Aufzählung aus Patientensicht als vollzählig eingestuft wird, folgt logisch, dass die Vorteile der Therapie auch Nachteile der Störung implizieren. In vergleichbarer Weise werden nun also die Nachteile, die es aus Sicht des Patienten geben würde, wenn die Störung so bleibt, wie sie ist, aufgezählt.
3. Im dritten Schritt werden die Nachteile der geplanten Therapie aufgelistet. Dieser Schritt könnte vom Therapeuten z. B. mit dem Satz eingeleitet werden: „Sie haben vorhin einige für Sie wichtige Vorteile genannt, die diese Therapie für Sie hätte. Nun hat aber jede Therapie, auch wenn sie noch so viele Vorteile hat, immer auch Nebenwirkungen. Das bedeutet: echte Nachteile für Sie. Was sind aus Ihrer Sicht die Nachteile, die diese Therapie für Sie persönlich hätte?“ Viele Patienten zögern hier zunächst, schreiben aber dann, manchmal froh, dies endlich einmal

Beschreibung der Übung

aussprechen und sogar schriftlich festhalten zu können, flüssig eine ganze Reihe von Nachteilen auf.

4. Zuletzt bleibt nun ein Kästchen leer (was für die meisten Menschen in dieser grafischen Perspektive nicht gut auszuhalten ist ...): Die Vorteile, die es hätte, wenn die Störung erhalten bliebe. Auch diese Frage erscheint vielen Patienten zunächst etwas befremdlich, aber schon aus der inneren Logik der bisherigen Aufzählungen folgt dann doch, dass die soeben aufgeführten Nachteile der Therapie wohl auch bedeuten, dass es Vorteile haben kann, keine Therapie zu machen und die Störung zu behalten.

	Vorteile	Nachteile
Die Therapie wird wie geplant durchgeführt:	1. Vorteile der geplanten Therapie aus Sicht der/des Pat.	3. Nachteile der geplanten Therapie aus Sicht der/des Pat.
Die Störung bleibt unverändert bestehen:	4. Vorteile der unveränderten Störung aus Sicht der/des Pat.	2. Nachteile der unveränderten Störung aus Sicht der/des Pat.

TherapeutInnen sollten sich bei allen Fragen selbstverständlich völlig neutral verhalten. Inhaltlich ist vor allem das vierte Kästchen interessant, denn es beinhaltet häufig die Nennung wichtiger Grundbedürfnisse der Pat., die durch die Störung bedient werden („Sicherheit", „Wissen, wo ich dran bin", „nicht so anstrengend" usw.). An dieser Stelle wird allerdings weniger der Inhalt betont, sondern – nachdem TherapeutIn und Pat. einen Schritt vom Flipchart zurücktreten – die Erkenntnis, dass genauso viel dafür wie dagegen spricht, die Therapie nun durchzuführen. Oder auch nicht. Von therapeutischer Seite sollte durchaus betont werden, dass es keine eindeutig richtige Entscheidung gibt. Allerdings auch keine eindeutig falsche. Die Optionen halten sich motivational die Waage. Deshalb, und weil es ja um sehr persönliche Motive geht, wird Pat. empfohlen, diese Entscheidung nicht überstürzt zu treffen. Mit dieser Verunsicherung werden sie nach Hause entlassen mit der Bitte, sich etwas Zeit zu geben und sich bis zur nächsten Therapiesitzung zu entscheiden.

Die meisten Pat. sind an dieser Stelle zwar verunsichert, fühlen sich aber in ihren Bedenken ernst genommen und werden sich mit hoher Wahrscheinlichkeit allein deswegen nach gewisser Überlegung doch für die Therapie entscheiden, und zwar nach sehr bewusster Reflexion insbesondere der Nachteile der Therapie wie auch der Vorteile der Störung. Dieser Reflexionsprozess zu diesem frühen Zeitpunkt des therapeutischen Prozesses stellt eine wertvolle Grundlage für einen bewussten Umgang mit möglicherweise kommenden schwierigen Therapieanforderungen dar, was sich auch in späteren Therapiephasen noch motivierend auswirken wird.

Beschreibung der Übung

Sachse, R. (2002). *Klärungsorientierte Psychotherapie*. Göttingen: Hogrefe.

Quellenangabe oder weiterführende Literatur

Erlebensfokussierung

Autor/-in	Annette Kämmerer
Ziel der Übung	Klärung von Gefühlen, von Vermeidungsmotiven, Symbolisierung des inneren Empfindens, produktive Erlebensverarbeitung.
Zielgruppe	Erwachsene, Jugendliche
Einsatzmöglichkeiten / Indikationen	Immer dann, wenn unklare, schwer zu fassende emotionale Befindlichkeiten den Therapieprozess behindern, wenn „etwas brodelt", die Patientin/der Patient spürt, dass „etwas nicht stimmt".
Setting	Vorwiegend Einzeltherapie; in der Gruppe erfordert diese Übung ein hohes Ausmaß an Kohäsion der Gruppe.
Bereich/Fokus	Emotionales Erleben, motivationale Konflikte
Dauer der Übung	Eine bis mehrere Therapiesitzungen

Beschreibung der Übung

1. *Entspannung* einüben.

2. Zunächst erfolgt eine vertiefte und genaue *Exploration des gegenwärtigen Zustands.* Dazu sollen alle Sinnesmodalitäten eingesetzt werden. Angestrebt wird, einen *Begriff, ein Bild, eine Metapher* für den gegenwärtigen Erlebenszustand zu finden. Hilfreich ist es, auf vegetative Prozesse zu achten, Atmung und physiologisches „arousal" genau zu beobachten. Um zu einer solchen begrifflichen Klärung des gegenwärtigen Zustands zu kommen, kann auf folgende Ansatzpunkte zurückgegriffen werden:
   - Exploration des „emotionalen Effekts": Verändert sich etwas durch das gegenwärtige (emotionale) Erleben? Das heißt, bewirkt etwa die Wut Veränderungen im eigenen Handeln oder in dem der anderen Personen? Wie und wodurch klingt ein Gefühl wie z.B. die Wut ab?
   - Gibt es eine Modulation in der Intensität des Erlebens? Wenn ja, wodurch? Etc.
   - Bedeutung explorieren, beispielsweise: Was ist an diesem Gefühl so wichtig, bedeutsam, anstrengend, hinterhältig etc.?

   Wichtig: Immer wieder überprüfen, ob die gefundene Benennung, das „Label", zu dem, was an inneren Prozessen berichtet wird, noch passt oder ob eine andere Benennung sinnvoller wäre.

3. Exploration eines möglichen *Hintergrundgefühls:* Hier soll versucht werden, einen Zugang zu dem vermiedenen emotionalen Erleben zu finden.

Beschreibung der Übung

- Was ist am „Rand" dieses Gefühls/Erlebens? Gibt es etwas, was hinter dem Erleben vorscheint, was sich dahinter verbirgt? Was könnte das sein?
- Gibt es Situationen, in denen aus dem Hintergrund etwas auftaucht? Ein anderes Gefühl? Gedanken, Handlungen?
- Worin besteht der „Übergang" von einem zum anderen? Was könnte eine mögliche Brücke sein?

4. Überprüfung von *Veränderung:*
   - Veränderungsrelevante Fragen einführen, z. B. „Was ist der Kern dieses seltsamen Gefühls? Was wäre erforderlich, um es zu verändern?"
   - Gibt es Wünsche und Bedürfnisse in der gegenwärtigen Erlebenssituation, d. h. etwas, das sich die Patientin/der Patient als Lösung, als Linderung wünscht?
   - Einsatz von Imagination, das heißt, gibt es „Gegenbilder", die neue Vorstellungen entstehen lassen, ganz allgemein das Fühlen erleichtern?
   - Welche Ressourcen können nützlich sein, um Veränderung zu bewirken?

Quellenangabe oder weiterführende Literatur

Greenberg, L. S., Rice, L. N. & Elliott, R. (2003). *Emotionale Veränderung fördern. Grundlagen einer prozess- und erlebnisorientierten Therapie.* Paderborn: Junfermann.

Erstellen einer Lebenslinie

Autor/-in	Wolfgang Jänicke
Ziel der Übung	Bewusstmachung von Ereignissen, Erfahrungen und Lebensabschnitten, die die individuelle Entwicklung entscheidend beeinflusst und geprägt haben.
Zielgruppe	Erwachsene, Jugendliche
Einsatzmöglichkeiten / Indikationen	Analyse der Entstehungsbedingungen gegenwärtigen Erlebens, alle psychischen Störungen
Setting	Einzeltherapie, Gruppe
Bereich/Fokus	Emotionale Schemata, Analyse von kritischen Lebensereignissen, Krisen etc.
Dauer der Übung	Mehrere Stunden
Benötigtes Material	Großer Papierbogen, Stifte

Beschreibung der Übung

Instruktion: „Zeichne zunächst auf einem großen quer liegenden Blatt in der Mitte eine waagerechte chronologische Linie, die deinen Lebenslauf symbolisiert, von der Geburt bis zum heutigen Tag und noch ein paar Jahre weiter. Die Lebensjahre werden markiert und dann sollen wichtige Lebensereignisse eingetragen werden, z.B. Schuleintritt, Ausbildungsende, Umzüge etc., vor allem

- wichtige Entwicklungsschritte,
- prägende Erfahrungen, die für die heutige Lebenssituation entscheidende Einflüsse darstellen,
- Ereignisse, Wendepunkte, Krisen, Erfolge, Misserfolge,
- Zeiten, in denen besonders intensive Gefühle erlebt wurden (erste Liebe, Trennungen u. Ä.). Gab es bestimmte Gefühle, die dich in bestimmten Lebensphasen besonders intensiv begleitet haben, und waren diese Gefühle mit bestimmten Lebensereignissen verbunden?

Nimm dir Zeit für diese Aufgabe und versuche, so genau als möglich den eigenen Lebensweg nachzuzeichnen.
Suche die Spuren deines Lebens, indem du die wichtigsten Stationen deiner Lebensgeschichte auf dieser Zeitlinie einträgst. Gib durch ein Kreuz an, wie

Beschreibung der Übung

du dich damals gefühlt hast: nach oben oder unten um deine Zeitlinie herum, suche Symbole und Begriffe dazu.

Die Kreuze können zu einer (Zick-Zack-)Linie verbunden werden. Die Linie kann sehr gerade, stellvertretend für ein geradliniges Leben sein, sie kann Höhen und Tiefen aufweisen, gezackt oder abgerundet, vor und zurück, auf und ab, geschwungen oder ganz anders sein. Du kannst auch durch Benutzung von bestimmten Farben verdeutlichen, wie das jeweilige Ereignis auf dich wirkte (pechschwarz, grau in grau oder strahlend gelb usw.). Es lassen sich auch Symbole dazu eintragen (Blitz, Smiley, Regen, Sonne etc.).

Du kannst auch auf die Suche nach den Quellen deiner Stärken und Schwächen gehen. Markiere dazu die wichtigsten Quellen (positive Erlebnisse, Stärken, Ressourcen) und die wichtigsten Krisen deines Lebens und die wichtigsten Wendepunkte mit einem farbigen Kreis.

Wenn du in der Gegenwart angelangt bist, betrachte das Gesamtbild und schreibe an deinen Zukunftsstrahl, welchen Sinn du den Ereignissen deines bisherigen Lebens für deine Zukunft gibst!“

Bei Durchführung in der Gruppe führe anschließend ein Gespräch über deine Erfahrungen, über Ähnlichkeiten und Unterschiede in den Lebensläufen der anderen Teilnehmer/innen deiner Kleingruppe.

Mögliche Fragen:

- „Welche Lebensabschnitte/Ereignisse haben meine Entwicklung nachhaltig beeinflusst und sind auch heute noch wirksam (wähle drei positive und drei schwierige Erfahrungen/Ereignisse aus)?“
- „Wie beeinflussen sie noch heute mein Handeln und Erleben?“
- „Welche individuellen Regeln/Einstellungen/Überzeugungen/Wertvorstellungen haben sich aus diesen Erfahrungen heraus entwickelt (z. B. über den Umgang mit Nähe und Distanz, mit Macht und Kontrolle, mit Konflikten, mit Entscheidungen, mit Gefühlen)?“
- „Gab es bestimmte Lebensphasen, in denen besonders viele Krisen/Konflikte aufgetreten sind, und waren diese Krisen mit bestimmten Lebensereignissen verbunden? Wie kann die Krisensituation erklärt werden und welche Auswirkungen hat diese Erklärung?“
- „Gab es bestimmte Gefühle, die in bestimmten Lebensphasen besonders intensiv erlebt wurden? Gibt es einen Zusammenhang mit bestimmten Lebensereignissen (Krisen, Wendepunkten)?“
- „Haben sich Gefühle im Laufe des Lebens verändert? Gab es früher Gefühle, die heute gar nicht mehr oder nur noch selten auftreten oder umgekehrt?“

Erzähle mir von einer wesentlichen Begegnung deines Lebens

Autor/-in	Sigrun Ritzenfeldt-Turner
Ziel der Übung	Im Rahmen des Kennenlernens der Gruppenteilnehmer; Teilnehmer lernen Namen und erfahren erste persönliche Informationen von den anderen; Leiterin kann es diagnostisch nutzen (prägende, einflussnehmende Personen).
Zielgruppe	Erwachsene und Jugendliche
Einsatzmöglichkeiten / Indikationen	Keine Kontraindikation
Setting	Gruppe
Dauer der Übung	Pro Erzähler werden drei Minuten benötigt.
Beschreibung der Übung	• Ein Teilnehmer oder der Leiter/die Leiterin bittet einen anderen Teilnehmer: „... *(Name einsetzen)*, bitte erzähle mir von einer wesentlichen Begegnung deines Lebens!" (Die Begegnung kann schon lange zurückliegen oder erst vor kurzem stattgefunden haben.) • Der gebetene Teilnehmer entspricht dem Wunsch, spürt nach, von welcher Begegnung er/sie erzählen möchte, und tut dies. Das Erzählen sollte nicht länger als zwei bis drei Minuten dauern. • Spannend ist es abzuwarten, bis man gefragt wird, dann nachzuspüren und dann zu erzählen. • Nach Beendigung ihres Berichts fragt diese Person die nächste Teilnehmerin: „... bitte erzähle mir von einer wesentlichen Begegnung deines Lebens!" Weiter so, bis alle Teilnehmer an der Reihe waren. • Der Leiter/die Leiterin achtet darauf, dass die gebetene Person mit Namen angesprochen wird, die Frage gestellt bekommt und erst dann zu erzählen beginnt.
Quellenangabe oder weiterführende Literatur	Mündliche Anregung von Leonhard Schlegel.

Familienaufstellung mit Bonbons

Autor/-in

Helga Käsler-Heide

Ziel der Übung

Durch die unterschiedlichen Aufstellungssequenzen soll Pat. die Entwicklung von Nähe und Distanz innerhalb des Familiensystems verdeutlicht werden.

Zielgruppe

Alle Altersgruppen

Einsatzmöglichkeiten / Indikationen

Keine Kontraindikation

Setting

Einzeltherapie, Paartherapie, Gruppentherapie

Dauer der Übung

Unterschiedlich

Benötigtes Material

Verschiedene Bonbons, je nach Anzahl der Familienmitglieder.

Beschreibung der Übung

Pat. erhalten unterschiedliche Bonbons, aus denen sie die jeweiligen Familienmitglieder auswählen, die im Laufe ihrer Kindheit wichtig waren.

Die Aufgabe besteht darin, zunächst die Familie zum Zeitpunkt des Kindergartenalters aufzustellen. Dabei sollte auf die Nähe der einzelnen Familienmitglieder zueinander geachtet werden. Anschließend wird die Konstellation besprochen: Wie geht es den Pat. selbst mit dieser Konstellation, was fällt ihnen auf?

Dann wird das Grundschulalter gelegt und auf die Veränderungen geachtet. Im Anschluss kommt die Pubertät.

Wichtig ist dabei, gemeinsam mit Pat. den Prozess der Veränderung bei den unterschiedlichen Lebensabschnitten herauszuarbeiten und zudem immer auch einen Perspektivenwechsel zu ermöglichen.

Zum Schluss kann noch die Idealfamilie gelegt werden mit der Frage, was dann heute anders wäre. Diese Frage soll auf die Erkenntnis der Fähigkeiten abzielen, die durch diese Lebenserfahrung erworben wurden, und es kann damit erleichtert werden, Frieden zu schließen.

Familien-Genogramme

Autor/-in	Wolfgang Jänicke
Ziel der Übung	Verständnis für die eigene Geschichte entwickeln; Relevanz biographischer Erfahrungen für gegenwärtiges Erleben erkunden.
Zielgruppe	Erwachsene, Jugendliche
Einsatzmöglichkeiten / Indikationen	Analyse der Entstehungsbedingungen gegenwärtigen Erlebens, alle psychischen Störungen
Setting	Einzeltherapie, Arbeit mit Paaren, Gruppen
Bereich/Fokus	Emotionales Erleben, Aktivierung von Erinnerungsschemata, Kognitive Restrukturierung
Dauer der Übung	In Kombination mit weiteren Übungen über mehrere Sitzungen hinweg.
Benötigtes Material	Große Papierbögen, Stifte

Beschreibung der Übung

„Zeichnen Sie *drei Genogramme:* das Ihrer Herkunftsfamilie, dann von Vater und Mutter. Zeichnen Sie die Stammbäume bzw. Genogramme der drei Familien auf drei getrennte große Blätter; es sollte viel Platz frei bleiben, um weitere Daten einzutragen.

Die einzelnen Familienmitglieder sollen – soweit bekannt – mit Vor- und Nachnamen, Alter bzw. erreichtes Alter (bei Verstorbenen) und Beruf eingetragen werden. Besondere Lebensumstände und Todesursachen wie früher Tod, Unfalltod, Tod infolge ungewöhnlicher Krankheiten, im Krieg, in Gefangenschaft, durch Selbstmord u. Ä. sollten angegeben werden. Ebenso schwere akute und/oder chronische körperliche und/oder psychiatrische (Erb-)Krankheiten. Notieren Sie auch Daten von Eheschließungen, Trennungen und Scheidungen sowie Geburts- und Todesdaten.

Zur Darstellung können Sie das Arbeitsblatt der standardisierten Symbole zur Erstellung von Genogrammen sowie die Hinweise zur Darstellung der familiären Beziehungen verwenden.

Nehmen Sie andere Personen, die bei der Familie lebten oder für Sie besonders wichtig waren, mit in das Genogramm auf, indem Sie sie am rechten Rand des Genogramms einzeichnen und stichwortartig beschreiben.

Charakterisieren Sie die Personen mit ein oder zwei Worten und die Art der Beziehung zwischen Vater und Mutter, Eltern und Kind. Schreiben Sie dazu, welche Beziehung sie zueinander hatten. Sie können auch Sätze aufschreiben,

Beschreibung der Übung

die *Botschaften* ausdrücken, die einer dem anderen gibt. Dann schreiben Sie unter jeden Namen, welches Grundgefühl die Person in der Familie hatte.

Nachdem Sie alle *Eigenschaften* aufgeschrieben haben, schauen Sie sich die drei Familien an und fragen Sie sich Folgendes:

- Wer hat mit wem Ähnlichkeit?
- Wem bin ich ähnlich? Von wem habe ich welche Eigenschaften? Wie unterscheide ich mich von jenen, denen ich ähnlich bin?
- Schauen Sie sich die drei Ehebeziehungen an. Was hat die Partner aneinander angezogen?
- Wie gehen die Personen, denen Sie ähnlich sind, mit ihren Stärken und Schwächen um und wie gehen Sie damit um?
- Ähnelt Ihr Partner/Ihre Partnerin irgendwelchen Mitgliedern Ihrer Familie?
- Was zieht Sie an Ihrem Partner/Ihrer Partnerin an und umgekehrt?
- Stellen Sie sich Vater/Mutter vor. Was haben Sie an ihm/ihr geliebt, was mochten Sie an ihm/ihr gar nicht?
- Versuchen Sie zu spüren, welche Beziehung der Vater zur Mutter und die Mutter zum Vater hatte. Was hätte anders sein sollen in der Art, wie sie miteinander umgegangen sind?
- Welche drei Eigenschaften sind für Ihren Vater/Ihre Mutter charakteristisch? Welche glauben Sie übernommen zu haben?
- Wenn Sie hätten wünschen können, dass Ihre Mutter/Ihr Vater eine Verhaltensweise im Umgang mit Ihnen geändert hätte, was wäre es gewesen?

Nachdem Sie das Ganze auf sich haben wirken lassen, fragen Sie sich: ‚Was lerne ich daraus über mich selbst?‘ Schreiben Sie auf, was Ihnen einfällt

Zusätzliche Fragen

- Welche Lebenserfahrungen waren für die einzelnen Personen (nur besonders wichtige auswählen) prägend bzw. was war das wichtigste Ereignis im Leben der Generationen?
- Lassen sich Wiederholungen erkennen? (Achten Sie hierbei u.a. auf generationsübergreifende Parallelen wie Namen, Berufe, Scheidungen, uneheliche Kinder, Geschwisterfolge, Krankheiten!)
- Welche Auffassungen/Regeln galten in der Familie bzgl. bestimmter Gefühle wie z.B. Freude, Wut, Angst, Schmerz, Hilflosigkeit, Eifersucht, Zuneigung, Trauer, Liebe?
- Welche anderen impliziten und expliziten Regeln waren vorhanden (i.S. von: Ich darf ... / ich darf nicht ... / ich soll ... / ich soll nicht ... / ich muss ... / ich muss nicht ...! Etc.

Beschreibung der Übung

- Welche typischen Rollenmuster bzgl. Vater/Mutter, Mann/Frau, Kind etc. wurden in der Familie vermittelt?
- Gab es bestimmte *Familienaufträge/-botschaften* (Delegationen), die von Generation zu Generation weitergegeben wurden?
- Welches waren die wichtigsten positiven und negativen Einflüsse Ihrer Ursprungsfamilie auf Sie selbst und Ihre persönliche Entwicklung? (Was haben Sie von wem gelernt – insbesondere den Umgang mit Gefühlen, Konflikten, Nähe und Distanz, Sexualität, Regeln etc.?)
- Gibt es so genannte *Tabuthemen*?"

Quellenangabe oder weiterführende Literatur

Nerin, W. F. (1989). *Familienrekonstruktion in Aktion.* Paderborn: Junfermann.
McGoldrick, M. & Gerson, R. (2003). *Genogramme in der Familienberatung* (2. Aufl.). Bern: Huber.

Anhang: Formblatt zur Übung „Familien-Genogramme"

Zusammenfassung der standardisierten Symbole und Konventionen zur Erstellung von Genogrammen

(McGoldrick, M. & Gerson, R. (1990). *Genogramme in der Familienberatung.* Bern: Huber.)

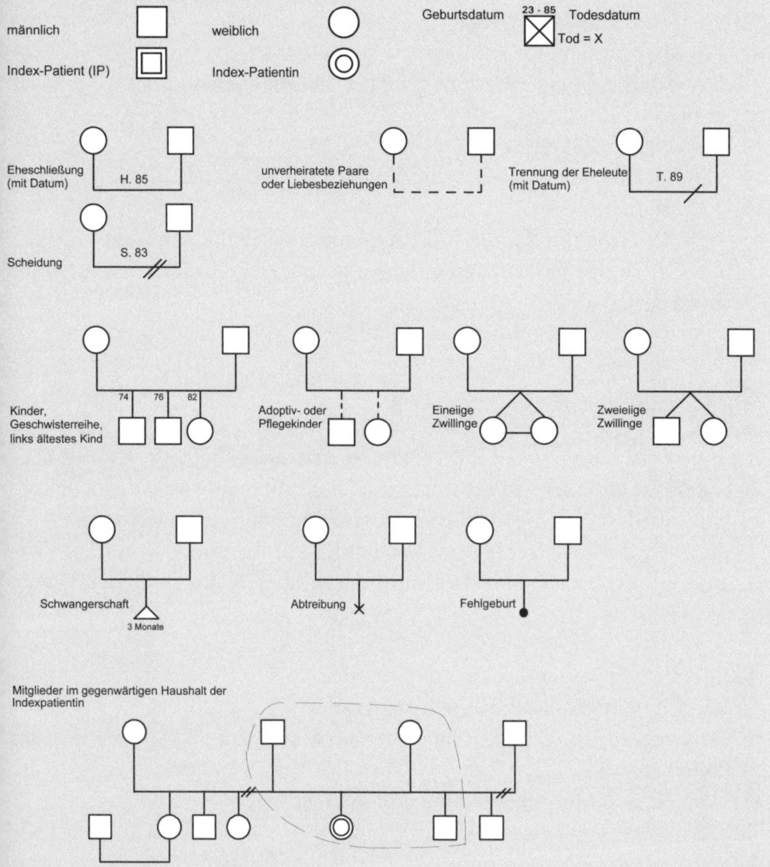

Kategorien zur Interpretation von Genogrammen
(nach M. McGoldrick & R. Gerson, Genogramme in der Familienberatung. 1990)

Kategorie 1: Familienstruktur

a) Haushaltszusammensetzung:
Kernfamilie; Dreigenerationenfamilie; Alleinerziehenden-Familie; Stieffamilie
b) Geschwisterkonstellation:
Geschwisterreihe und Geschlecht; Altersunterschied
c) Andere Faktoren:
(z.B. Position des Kindes in Bezug zu der seiner Eltern; Zeitpunkt der Geburt in der Familiengeschichte; besondere Charakteristika eines Kindes; u.Ä.)
d) Ungewöhnliche Familienkonstellationen

Kategorie 2: Familiärer Lebenszyklus

Kategorie 3: Generationenübergreifende, sich wiederholende Muster

a) Funktionalität/Dysfunktionalität (z.B. „Problemlösungsverhalten“)
b) Sich wiederholende Beziehungsmuster und Familienstrukturen:
(z.B. Gestaltung von Nähe/Distanz; Koalitionen oder Konflikte zwischen bestimmten Familienmitgliedern über mehrere Generationen hinweg u.Ä.)

Kategorie 4: Lebensereignisse und Funktionalität

a) Zusammentreffen wichtiger Ereignisse
b) Auswirkungen traumatischer Ereignisse und von Veränderungen im Lebenszyklus
c) Soziale, ökonomische und politische Ereignisse

Kategorie 5: Beziehungsmuster und Beziehungsdreiecke

a) Beziehungsdreiecke: Eltern-Kind-Dreiecke
b) Generationenübergreifende Beziehungsdreiecke
c) Dreiecke in Scheidungs- und Stieffamilien

Kategorie 6: Familiengleichgewicht bzw. -ungleichgewicht

a) Familienstruktur (Gegensätze/Gemeinsamkeiten)
b) Innerfamiliäre Rollen
c) Epistemologische Unterschiede und Gemeinsamkeiten
d) Ressourcen

Hinweise zur Notation der Strukturzeichnung nach Minuchin *Familiäre Interaktionsmuster*

Positive, nahe Beziehung 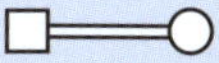

Sehr enge, verwickelte Beziehung 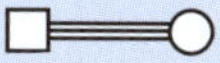

Distanzierte, starre Beziehung 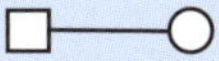

Entfremdung oder Abbruch der Beziehung 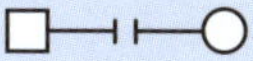

Konfliktreiche Beziehung 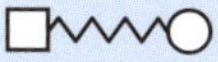

Verschmolzene und konfliktreiche Beziehung 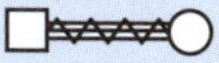

Konfliktumleitung 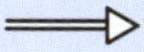

Koalition }

Faust öffnen

Autor/-in	Wolfgang Jänicke
Ziel der Übung	Diese Übung zur Interaktion übersetzt in klassischer Weise einen psychischen Vorgang in eine physische Aktion: Die Entwicklung von Offenheit und Vertrauen zwischen zwei Personen wird durch wechselseitiges Öffnen der geschlossenen Fäuste symbolisiert.
Zielgruppe	Erwachsene, Jugendliche
Einsatzmöglichkeiten / Indikationen	Paarkonflikte, Analyse von interaktionellen Gefühlen
Setting	Arbeit mit Paaren
Bereich/Fokus	Analyse von Vertrauen und Zurückhaltung, Intensivierung gegenseitigen emotionalen Erlebens.
Dauer der Übung	Ca. 20 Minuten für das Experiment selbst und den ersten Austausch zwischen den Paaren

Beschreibung der Übung

Für die Arbeit in Gruppen:
„Bitte wählt euch einen Partner, den ihr gern besser kennen lernen wollt ... Verteilt euch so im Raum, dass jedes Paar genügend Platz für sich hat und sich ungestört von anderen Paaren hinsetzen kann ... Schaut einander in die Augen und konzentriert euch auf meine Instruktionen für das kommende Interaktionsspiel. Der Kleinere von euch wird A, der Größere B sein.
Ich möchte, dass A gleich die Augen schließt und die rechte Hand zur Faust ballt. Er soll die Hand gut zusammenpressen und sich dabei im Stillen sagen: ‚So, wie diese geschlossene Faust fühle ich mich auch manchmal. Ich möchte dann niemanden an mich heranlassen, ich igele mich ein, um mich sicher und geschützt zu fühlen.' Dabei kann A an Situationen denken, in denen er sich besonders verletzlich und zurückgezogen fühlte.
(Variation: Vorstellung, dass in der Faust sein persönliches Problem liegt!)
B soll zu Beginn des Experiments – bei dem übrigens keiner von euch sprechen darf – etwa eine halbe Minute abwarten, damit A sich ganz auf seine geschlossene Faust konzentrieren kann.
Dann soll B beginnen, vorsichtig und auf geeignete Weise die Faust seines Partners zu öffnen, sodass A langsam Vertrauen entwickeln kann. Bitte vergewaltigt euren Partner nicht und lasst ihm genügend Zeit. Und achtet aufmerksam auf die Körpersprache eures Partners, auf kleine Bewegungen und auf seinen Gesichtsausdruck. Respektiert bitte sein Zögern.

Beschreibung der Übung

Da der Prozess des Öffnens bei den einzelnen Paaren sicherlich sehr unterschiedlich ist und auch verschieden lange dauern wird, möchte ich die gesamten Instruktionen für das Experiment schon jetzt geben.
Sobald A die Faust geöffnet hat, tauscht ihr die Rollen. Jetzt ist B an der Reihe, mit geschlossenen Augen die Hand zur Faust zu ballen, um sie von A öffnen zu lassen. Sobald auch A die Faust seines Partners geöffnet hat, könnt ihr leise miteinander über das Experiment sprechen. Bitte sprecht wirklich so leise, dass die anderen Paare, die noch nicht fertig sind, nicht von euch gestört werden.
Habt ihr die Instruktionen verstanden? ... Dann beginnt jetzt bitte ..."

Auswertungsgesichtspunkte

- Was habe ich bei diesem Experiment empfunden?
- In welcher Rolle fühlte ich mich wohler – als Öffnender oder als Zuöffnender?
- Auf welche spezifische Weise hat es mein Partner verstanden, mich zu öffnen?
- Was habe ich über meinen Partner erfahren? Brachte er Qualitäten ins Spiel, die ich vorher nicht vermutet hätte?
- Auf welche spezifische Weise habe ich dann meinen Partner geöffnet?
- Bin ich anders vorgegangen, als ich es normalerweise tue?
- Bitte sprecht folgenden Satz im Stillen zu Ende und teilt dann den komplettierten Satz in der Gruppe mit: *Ich bin bereit mich zu öffnen, wenn Du ...*

Für die Anwendung in der Paartherapie ist die Instruktion entsprechend zu verändern.

Quellenangabe oder weiterführende Literatur

Vopel, K. W. (2004). *Interaktionsspiele 1 – Lebendiges Lernen und Lehren.* Salzhausen: Iskopress VerlagsGmbH.

Fußballtraining

Autor/-in	Hinrich Bents
Ziel der Übung	Identifikation und Änderung von Kognitionen unter Problemaktualisierung
Zielgruppe	Für alle Patientengruppen geeignet
Einsatzmöglichkeiten / Indikationen	Störungen, bei denen aufgrund der Problemanalyse von deutlicher kognitiver Steuerung des Verhaltens und Erlebens ausgegangen werden muss.
Setting	Einzel- und Gruppentherapie, ambulant und stationär
Bereich/Fokus	Kognitive Prozesse
Dauer der Übung	30 bis 40 Minuten
Benötigtes Material	Flipchart

Beschreibung der Übung

Kognitionen, die für aversives Erleben und Verhalten verantwortlich gemacht werden können, werden in der Regel erst in spezifischen Situationen aktiviert. Außerhalb solcher Situationen können auch schwer beeinträchtigte Pat. sich ganz gut von ihren irrationalen Gedanken distanzieren, und deshalb fällt es ihnen oft gar nicht so leicht, sich dieser Gedanken (Befürchtungen, Verhaltensinstruktionen, dysfunktionale Selbsteinschätzungen) zu erinnern. Es empfiehlt sich deshalb, zunächst eine Beispielsituation zu imaginieren (oder mit einem kurzen Verhaltensexperiment sogar herzustellen) und anhand dieser Beispielsituation die (Angst auslösenden oder depressiv stimmenden) Gedanken zu eruieren. Die Leitfrage lautet in etwa: „Was müssten Sie in dieser Situation denken, damit Sie so richtig in Panik geraten oder schwer bedrückt werden?“

Als bildhafte Analogie kann man die Vorstellung einer Fußballmannschaft (nennen wir sie den „FC Panik“ oder „VfB Schwermut“) entwerfen, deren Spieler jeweils einen der Angst machenden bzw. depressiogenen Gedanken repräsentiert. Diese Spieler sind seit langem im Kopf der Pat. „zu Hause“, haben also Heimvorteil, das Publikum auf ihrer Seite, den Schiedsrichter bestochen und kennen alle Fouls und Tricks, um jeden Gegner locker in Grund und Boden zu spielen.

Es kommt in der kognitiven Therapie jetzt darauf an, eine gute Gegenmannschaft aufzustellen. Ein guter Trainer – das sind jetzt die Pat. – studiert jedoch zunächst jeden Spieler des „FC Panik“ oder des „VfB Schwermut“

Beschreibung der Übung

und versucht, dessen Stärken und Schwächen herauszufinden. Dazu wird jedem dieser Spieler ein besonders wirksamer irrationaler Gedanke zugeordnet. Der Effekt dieses Vorgehens ist meist eine zunehmende Aktivierung von Angstgefühlen oder depressiven Stimmungen bei Pat. – eine durchaus erwünschte Bestätigung des Potentials dieser Kognitionen. Nun wird geprüft, ob die gefundenen Gedanken überhaupt realistisch oder nützlich sind (z.B. wird der Satz, „Das überleb ich nicht!“, meist schnell als wirksam, aber unrealistisch erkannt).

Jedem dieser irrationalen Gedanken wird nun ein – möglichst realistischer und sinnvoller – Gegengedanke gegenübergestellt. Nach und nach wächst so aus diesen Gegengedanken eine neue Mannschaft (nennen wir sie den „SV Mut“), d.h. ein neues Netzwerk sinnvoller Kognitionen, die eine erfolgreichere Angstbewältigung oder bessere Stimmung erwarten lassen. Die neuen Kognitionen zeigen ihre Wirksamkeit schon bei der kurzen Episode ihrer Aufstellung, denn dies geschieht durchaus unter Problemaktualisierung, also Annäherung an die bisher auch in der Vorstellung vermiedenen Problemsituationen. Es sollte aber bedacht werden, dass es sich bei diesen neuen Kognitionen noch um eine junge, unerfahrene Mannschaft handelt, die erst noch trainiert werden und die auch noch Erfahrungen sammeln muss (auch solche des Scheiterns).

Auf diese Weise können Pat. erfahren, wie wirksam Kognitionen für das emotionale Erleben sind, aber auch wie bei systematischem Training das emotionale Erleben durch die Aktivierung alternativer Kognitionen geändert werden kann. Es muss an dieser Stelle nicht weiter begründet werden, dass diese Technik der kognitiven Umstrukturierung besonders wirksam im Gruppensetting ist.

Quellenangabe oder weiterführende Literatur

Bents, H. (2005). Verhaltenstherapie bei Angststörungen. *Psychotherapie im Dialog, 6* (4), 382–389.

Gefühle mit Stühlen sortieren

Autor/-in	Steffen Fliegel
Ziel der Übung	Emotionsaktivierung, mehr Zugang zu den eigenen Gefühlen durch das Erleben bekommen, therapeutische Schritte durch Gefühlearbeit finden
Zielgruppe	Erwachsene
Einsatzmöglichkeiten / Indikationen	Diagnostik, Intervention, Gefühlsblockierungen, Gefühlskonfrontationen, Lösungsorientierung
Setting	Einzeltherapie, Gruppe
Bereich/Fokus	Gefühle
Dauer der Übung	Eine Therapiestunde und mehr
Benötigtes Material	Größerer Raum, mindestens sechs möglichst gleich aussehende „Stapel“-Stühle

Beschreibung der Übung

Zum jeweiligen Thema, zu dem mehr gefühlsmäßige Klarheit geschaffen und daraus resultierende therapeutische Schritte erarbeitet werden sollen (Mutter, Pat. in beruflicher Situation, Schmerzen, sexuelle Lustlosigkeit usw.), wird ein Stuhl in die Mitte des Raumes gestellt. Dieser Stuhl wird sich ggf. in Farbe oder Form von den übrigen an der Wand stehenden (Stapel-)Stühlen abheben. Pat. soll sich nun vorstellen, dass auf diesem Stuhl sie/er sitzt mit den Schmerzen, mit der großen Trauer, mit der sexuellen Lustlosigkeit usw. oder dass darauf die Mutter, der Sohn, der Partner usw. sitzt. Pat. steht dabei mit TherapeutIn im Raum, mit Blick auf diesen Stuhl. Nun soll sich Pat. hineinversetzen, welche Gefühle mit dem Thema, der Person usw. dieses Stuhles verbunden sind. Alle Gefühle dürfen sein. Wenn Pat. ein Gefühl benennt, z. B. Wut oder Angst oder Traurigkeit usw., bittet ihn Th. einen Stuhl von der Wand zu nehmen und diesen Stuhl mit dem eben gesagten ersten Gefühl zu benennen und so zu dem Themenstuhl zu stellen, wie es für Pat. stimmig ist: davor, dahinter, seitwärts zugewandt, abgewandt, nahe daran, weiter weg, weit entfernt usw.

Sind alle wichtigen Gefühle benannt und mit Stühlen gestellt, lässt Th. Pat. noch einmal einen Blick auf die ganze Anordnung werfen.

Wichtig ist, dass Th. Pat. bei der ganzen Übung, dem Stellen und Sortieren der Stühle usw., begleitet, sich auch nahe bei Pat. befindet, Pat. aber die Stühle selbst nehmen und stellen lässt. Was Th. sieht, versucht sie/er immer zu verbalisieren und Pat. rückzumelden.

Anschließend bittet Th. Pat. sich nacheinander auf alle Gefühlsstühle zu setzen (Pat. bestimmt Reihenfolge) und je nach Fragestellung

- das Gefühl zu beschreiben,
- aus dem Gefühl heraus ein oder zwei Sätze zum Themenstuhl zu sagen.

Bis hierhin hat die Übung einen starken diagnostischen Charakter. Die Übung kann dann weitergeführt werden dadurch, dass Pat. beschreibt, welche Gefühle für eine Veränderung hinderlich sind bzw. welche Gefühle zu stark oder zu schwach sind oder fehlen, und könnte so ein Zukunftsbild aufbauen, dass dann auf den Themenstuhl positive Auswirkungen hätte.

Ist der Themenstuhl mit Pat. selbst besetzt, kann sich Pat. auch auf den Themenstuhl setzen und von dort aus gewünschte emotionale Veränderungen planen. Pat. selbst oder Th. kann die emotionale Veränderung durch Verrücken der Stühle vornehmen.

In der anschließenden Auswertung (ggf. werden beide Bilder aufgemalt und in der nächsten Sitzung die Gefühlsanordnung wieder neu gestellt) kann Pat. mit Th. reflektieren, auf welchen Wegen Veränderungen in die gewünschte Richtung erreicht werden können.

In der *Gruppenarbeit* kann Pat. verschiedene Gruppenmitglieder die Gefühlestühle besetzen lassen und in Interaktion mit ihnen („Wie geht es dir auf diesem Stuhl? Was müsste passieren, damit du weiter wegrücken kannst?“ usw.) erarbeiten, wie die genannten Ziele erreicht werden können.

Gefühls- und Gedankenprotokoll

Autor/-in	Alois Kogler
Ziel der Übung	Präzise Reflexion jeder Therapieeinheit; unterstützt die „Arbeit" des Pat. zwischen den Einheiten und fordert ihn – wie ein Anker – dazu auf. Unterstützt die Reflexion über den Verlauf der Therapie.
Zielgruppe	Alle
Setting	Einzel- und Paartherapie
Bereich/Fokus	Kognitive und emotionale Umstrukturierung
Dauer der Übung	Therapieeinheit
Benötigtes Material	Computer und Drucker oder Papier, Bleistift und Kopiergerät

Beschreibung der Übung

Jede Therapieeinheit wird mit den wesentlichen Aussagen des Pat. und des Therapeuten protokolliert und Pat. schriftlich in Kopie oder als Computerausdruck zur Reflexion mitgegeben. Es wird vereinbart, die Mitschrift öfters gedanklich und emotional nachzuvollziehen.

Nach bestimmten Sequenzen in einer Stunde wird der Inhalt vom Therapeuten niedergeschrieben und gleichzeitig ein lautes Feedback darüber gegeben. Für Pat. ist dies ein Signal, dass ein Therapieabschnitt beendet ist und die Reflexion darüber einsetzt. Die Aussagen, „Sätze" des Pat. werden unmittelbar nach der Niederschrift nochmals vorgelesen. Beispiel: Therapeut: „Sie haben gesagt: ... Habe ich das richtig wiedergegeben?" Pat. wiederholt diese Sätze und wird im Weiteren über seine Gefühle befragt, die er während des Wiederholens spürt. Die Diskussion um diese „Sätze", hinter denen bestimmte – meist unbewusste – Gedankenmuster mit entsprechenden Emotionen stehen, wird ebenfalls protokolliert. Das Ziel ist, dass Pat. das komplexe Pro und Kontra über Gedankenmuster und Gefühle, wie es beispielsweise im „Sokratischen Dialog" abläuft, sowohl in der Stunde als auch durch die Mitschrift, die er mitbekommt, außerhalb der Therapie nachempfinden kann.

In der nächsten Therapieeinheit wird zielgerichtet über die Aufgaben und den Umgang mit der „Gefühlsdiskussion" gesprochen. Die „Diskussion" unterstützt das Selbstmanagement der Pat., denn es sind ihre eigenen „Sätze", die sie über die Selbstveränderung nachdenken lassen und mit denen sie Gefühle erzeugen und verändern können. Das schriftliche Pro-

Beschreibung der Übung

tokoll und die Regeln des Umganges damit werden zu Beginn der Therapie vereinbart. Übungen zur Körperwahrnehmung, Visualisierungen, Entspannungsübungen oder Genusstherapieelemente werden nicht niedergeschrieben.

Die Intention für das Niederschreiben und Mitgeben des Protokolls: Die zwischen Pat. und Therapeut in einer Therapieeinheit ausgetauschten Informationsmengen sind sehr hoch. Die schriftliche „Gefühlsdiskussion" versucht, diese Menge zu strukturieren und nach Schwerpunkten aufzuteilen. Alles, was mündlich wiederholt und anhand von schriftlichem Material neu bearbeitet wird, bleibt besser im Gedächtnis haften. Das eigene Verhaltensrepertoire wird deutlicher und kann – in der Reflexion zwischen den Therapieeinheiten – kognitiv und emotional präziser gesehen, gespürt und nachbearbeitet werden.

Genussvolles Entspannen

Autor/-in	Rainer Lutz
Ziel der Übung	Entspannung soll wohltuend und genussvoll erlebt werden. Mit jeder Entspannungstechnik wird oder sollte auch Wohlbefinden induziert werden – unabhängig davon, ob eine Entspannungstechnik als eigenständiges Verfahren oder als eine Hilfe für ein zweites Verfahren durchgeführt wird.
Zielgruppe	Alle Altersgruppen
Einsatzmöglichkeiten/ Indikationen	Genuss und Entspannen kann in Therapieplänen in vielfacher Weise eingesetzt werden: Euthymes Erleben im Kontext von Selbstfürsorge, Selbstmanagement bei emotionalen und sozialen Defiziten (auch „Alexithymie", „Genussphobie"). Bei Pat. mit Selbstkontrollverlust oder Konzentrationsproblemen ist besondere Aufmerksamkeit geboten; Entspannung kann eine Methode der Wahl zu deren Überwindung sein. Für Depressive kann Entspannung eine Konfrontation mit positiven Emotionen bedeuten.
Setting	Einzeltherapie und Gruppe
Bereich/Fokus	Es sollen positive Emotionen induziert werden. Durch Instruktionselemente (s. u.) können Kognition oder Oberpläne angesprochen werden.
Dauer der Übung	Wiederholt ca. 10 bis 20 Minuten
Beschreibung der Übung	In bekannten Entspannungsinstruktionen werden Versatzstücke eingesetzt, die euthymes Erleben und Verhalten, Ruhe, Geborgenheit, Glück, Sicherheit, angenehme Wärme etc. und deren Akzeptanz hervorheben: „Sie besinnen sich, wie Sie hier sitzen, ruhig und sicher ... Sie genießen diesen Augenblick der Ruhe ... der Sicherheit, der Besinnung etc. ... Achten Sie auf das positive, entspannte, wohlige Gefühl ... Sie sagen sich, dass Sie dieses Wohlbefinden in sich aufnehmen wollen und es bewahren. Sie wissen, dass Sie jederzeit dieses positive Gefühl wieder wachrufen können ... Sie sagen sich, dass Sie dieses Wohlgefühl für sich selber haben wollen ... Sie sagen „ja" zu dieser Pause. Sie sagen sich, dass Sie diesen ruhigen Moment genießen wollen und dass er Ihnen zusteht."
Quellenangabe oder weiterführende Literatur	Lutz, R. (1980). Skript zur Entspannungsinstruktion. *Mitteilungen der DGVT, 12,* 530–545. Lutz, R. & Wieberg, H. J. (1982). Effektivitätsuntersuchung verschiedener Entspannungstechniken. *Zeitschrift für Klinische Psychologie, 11,* 98–115.

Geschwisterkonstellationen

Autor/-in
Wolfgang Jänicke

Ziel der Übung
Analyse früher Lernerfahrungen in der Familie; Klärung emotionalen Erlebens innerhalb der Geschwisterkonstellationen

Zielgruppe
Erwachsene, Jugendliche

Setting
Nur in Gruppen durchführbar

Bereich/Fokus
Analyse von emotionalen Schemata

Dauer der Übung
Ca. ein bis zwei Stunden – je nach Gruppengröße.

Beschreibung der Übung
Die Gruppe teilt sich in Kleingruppen nach der Position in der Geschwisterreihe auf, d.h. alle Erstgeborenen, alle Letztgeborenen, alle mittleren Kinder und alle Einzelkinder bilden je eine Kleingruppe.

Während der *Kleingruppenarbeit* in den jeweiligen Geschwistergruppen sollen folgende Fragen geklärt bzw. Aufgaben bearbeitet werden:

- Was sind unsere gemeinsamen (typischen) Erfahrungen mit der Geschwisterposition, das heißt, worin bestehen die Ähnlichkeiten?
- Welche Unterschiede gibt es und wie könnten sich diese erklären lassen?
- Welche Fragen haben wir an die anderen Kleingruppen bzw. Geschwisterpositionen?
- Erarbeiten einer Familienskulptur, welche die typische Erfahrung mit dieser Geschwisterposition widerspiegelt!
- (Mögliche zusätzliche Aufgabe: die Skulptur einer typischen Erfahrung dieser Geschwisterposition in einer Konfliktsituation.)
- Die Kleingruppe sollte dann noch einen Titel (Metapher) für die Skulptur finden!!

Anschließend soll eine Person aus dieser Kleingruppe delegiert werden, die die Gruppe dann während der folgenden Diskussion (systemisches Interview) in der Großgruppe vertritt.

Im Plenum wird dann ein systemisches Interview mit den vier delegierten Personen durchgeführt.

Daran anschließend werden die Skulpturen dargestellt und ausgewertet.

Hinweise für die Auswertung in Kleingruppen
Themen von Mustern und Lernerfahrungen sammeln und festhalten!

Beschreibung der Übung

- Was ist das Besondere der jeweiligen Lernerfahrung bzw. steht damit in Zusammenhang (z. B. Umgang mit Nähe und Distanz, mit Hierarchien und Macht/Kontrolle/Entscheidungen; Umgang mit Gefühlen und Konflikten, Kooperation i. S. von problembezogener gemeinsamer Aufgabenlösung; Lernen von Regeln und Normen)?
- Welche besonderen Fähigkeiten/Einschränkungen (mindestens drei Eigenschaften) sind in Zusammenhang mit der Geschwisterposition (als zugrunde liegender Lernerfahrung) zu entdecken, die insbesondere im therapeutischen Kontext/im Lernkontext einer Ausbildungsgruppe Bedeutung haben könnten?
- Welche besonderen Schwierigkeiten (möglich auch: welche Schwierigkeiten sind uns vertraut in der Arbeit mit Pat.) könnten sich für die jeweiligen gefundenen „Prädispositionen“ in Beziehungen zu (bestimmten) Pat./im Lernkontext einer Gruppe aus den gefundenen Verhaltens- und Kognitionsdispositionen ergeben?

Ableitung von Zielen

- Erarbeitung von *drei Werte- und Entwicklungsquadraten* (s. Übung S. 208).
- Welche *Entwicklungsaufgaben/Ziele* ließen sich daraus ableiten und welche Lernvoraussetzungen wären notwendig und sinnvoll?

Zusätzliche Überlegungen

- Verfügen andere „Geschwisterpositionen“ über Fähigkeiten, die nützlich wären zu erlernen in Zusammenhang mit den Entwicklungsaufgaben (Vermutungen über Fähigkeiten/Defizite anderer Geschwisterpositionen)?
- Was waren/sind die notwendigen Lernbedingungen?
- Wie können wir ähnliche Lernbedingungen in der Ausbildungsgruppe schaffen?

Das Gespräch mit dem früheren Kind

Autor/-in

Steffen Fliegel

Ziel der Übung

Zugang, Verständnis und Erklärungen finden für die heutigen Probleme, die heutige Krise. Dabei könnte deutlich werden, dass das heutige Problem in der Vergangenheit durchaus Sinn (z. B. Schutz) gehabt haben könnte. Auseinandersetzung mit möglichen Lösungen.

Zielgruppe

Erwachsene

Einsatzmöglichkeiten / Indikationen

Verschieden

Setting

Einzeltherapie

Bereich/Fokus

Vergangenheit, Problementwicklung, Einsicht finden

Dauer der Übung

Mit Auswertung eine ganze Therapiesitzung

Benötigtes Material

Eine Couch, zwei mit einer Decke verbundene Stühle (ohne Lehne) als Couchersatz

Beschreibung der Übung

Die ressourcen- und emotionsaktivierende Übung kann sehr tief gehend sein und beim Pat. sehr intensive Gefühle wecken und zum Ausdruck bringen lassen.

Im Raum steht eine Couch oder aus zwei Stühlen ohne Lehne wird mit einer übergeworfenen Decke eine Couch simuliert.

Pat. wird beschrieben, dass auf einer Seite der Couch (ggf. auf einem Stuhl) sie/er als Kind im Alter von ... Jahren (je nach Intention) Platz genommen hat. Pat. wird nun gebeten auf der anderen Seite Platz zu nehmen, wobei Pat. die jeweiligen Seiten auswählt.

Je nach Intention dieser Übung tritt nun der Erwachsene mit dem Kind in Kontakt.

Zum Beispiel

- Pat. kann dem Kind noch einmal alles erzählen, wie damals alles verlaufen ist, wie sich damals alles entwickelt hat.
- Pat. kann dem Kind beschreiben, wie sein Leben verlaufen wird, welche Hürden, Konflikte, Belastungen es erleben wird.

Beschreibung der Übung

- Pat. kann dem Kind begründen, warum damals sein Verhalten, warum damals seine Gedanken und Gefühle richtig und stimmig, der damaligen Lebenssituation angemessen waren.
- Pat. kann dem Kind Mut machen, den Lebenslauf, trotz der zu erwartenden Hürden und Belastungen zu gehen. Vielleicht kann Pat. dem Kind Möglichkeiten an die Hand geben, die bevorstehenden Krisen und Konflikte besser ertragen oder ggf. bewältigen zu können.
- Pat. kann dem Kind beschreiben, wie die heutige Gegenwart sein wird und wie es möglich sein wird, die aus der damaligen Zeit resultierenden und in die Gegenwart hineinreichenden Probleme bewältigen zu können.
- Pat. kann dem Kind seine Ressourcen aufzeigen.

Es ist wichtig, Pat. im Vorfeld auf mögliche aufkommende starke Gefühle aufmerksam zu machen, diese Gefühle zu erlauben, diesen Gefühlen Raum zu geben und zuzusagen, die Erfahrungen aus der Übung und auch die auftretenden Gefühle anschließend reflektieren zu können.

Gegebenenfalls kann sich Th. mit einem Stuhl (mit etwas Abstand) an die Seite des Pat. setzen und ihn im Dialog mit dem Kind unterstützen, das Beobachtete widerzuspiegeln, ggf. innezuhalten und zwischendurch auszuwerten, aufkommende Gefühle noch einmal zu erlauben, und auch an der richtigen Stelle den Abschluss der Übung feststellen.

Anschließend gehen Th. und Pat. zur üblichen Sitzecke, wobei die Couch in ihrer Form während der Übung noch ein wenig erhalten bleiben kann. Vielleicht wird es sinnvoll oder notwendig sein, dass Pat. zwischenzeitlich noch einmal auf diese Couch zurückkehrt.

Giftsätze

Autor/-in
Annette Kämmerer

Ziel der Übung
Analyse von handlungsleitenden Plänen, Überzeugungen, irrationalen Ideen etc. in der Persönlichkeitsentwicklung

Zielgruppe
Für alle Altersgruppen geeignet

Einsatzmöglichkeiten / Indikationen
Wenn es um die Bearbeitung kognitiver Merkmale von Patientinnen und Patienten geht.

Setting
Einzeltherapie, Gruppe

Bereich/Fokus
Kognitive Werthaltungen, Überzeugungen, biographische Schemata und Handlungsmuster

Dauer der Übung
Ca. eine Stunde, aber auch länger.

Benötigtes Material
Papier und Bleistift

Beschreibung der Übung
Zunächst Induktion einer ruhigen, entspannten Atmosphäre zur Förderung der Selbstaufmerksamkeit.

Pat. wird aufgefordert, Sätze aufzuschreiben, die mit den folgenden Worten beginnen:

- Ich muss ...
- Ich darf nicht ...
- Ich kann nicht ...

Zu jedem dieser Satzanfänge sollen mindestens drei Sätze gefunden werden, die für die eigene Entwicklung, die eigene Person wichtig und maßgeblich sind.

Dann folgt eine Analyse des Kontextes der Botschaft, das heißt, „wer spricht" aus diesen Sätzen? Wann im eigenen Leben sind sie entstanden? Welche Lebensbereiche werden davon berührt usw. Es sollten auch die positiven Seiten dieser „Giftsätze" bedacht werden.

Der Therapeut/die Therapeutin liest Pat. die Sätze nochmals laut vor (wird die Übung in der Gruppe durchgeführt, kann diese Aufgabe von einem Gruppenmitglied übernommen werden).

Im nächsten Schritt geht es an die Umformulierung der Sätze im Sinne einer Restrukturierung und Veränderung:

Beschreibung der Übung

„Ich muss …“ wird verändert in „Ich entscheide mich zu …“
„Ich darf nicht …“ wird verändert in „Ich erlaube mir [nicht] …“
„Ich kann nicht …“ wird verändert in „Ich will nicht …“

Auch die so neu formulierten Sätze, die aber immer noch die „alten“ Botschaften enthalten, sollten wieder laut vorgelesen werden. Auswertung der emotionalen Reaktionen vor und nach der Umformulierung. Dann Um- oder Neuformulierung dieser Sätze i. S. eines „wohlgeformten Ziels“ (siehe Übung S. 220).

Quellenangabe oder weiterführende Literatur

Sulz, S. K. G. & Lenz, G. (2000). *Von der Kognition zur Emotion. Psychotherapie mit Gefühlen*. München: CIP-Medien.

Beck, J. (1999). *Praxis der Kognitiven Therapie*. Weinheim: Beltz/pvu.

Haus der Gefühle

Autor/-in

Andreas Veith

Ziel der Übung

Klärung emotionalen Erlebens und zugrunde liegender Schemata

Zielgruppe

Einzige Voraussetzung sind Imaginationsfähigkeit und Bereitschaft, sich auf eine Imaginationsübung einzulassen.

Einsatzmöglichkeiten / Indikationen

PatientInnen, ...

... mit schlechtem Zugang zu eigenen Emotionen

... die sich in einem für sie unklaren „emotionalen Durcheinander“ befinden

Setting

Einzeltherapie

Dauer der Übung

Mit Auswertung mindestens eine Sitzung

Benötigtes Material

Empfohlen: Entspannungsmusik im Hintergrund.

Beschreibung der Übung

Pat. wird vor der Übung kurz über den Ablauf aufgeklärt:

„Die Imagination beginnt damit, dass Sie sich auf dem Weg zu ihrem ‚Haus der Gefühle‘ befinden. Wenn Ihr ‚Haus der Gefühle‘ auftaucht, schauen Sie es sich zunächst gut an. Ich werde Sie dann bitten, das Haus zu betreten. Sie werden dort einen Flur vorfinden, von dem verschiedene Zimmer abgehen. An jeder Tür wird sich ein Schild befinden, auf dem ein Gefühl steht. Sie können sich dann eins oder mehrere dieser Zimmer aussuchen, um sie zu betreten und zu erforschen.“

Nach einer Entspannungsinstruktion wird die Übung entsprechend angeleitet. Beim Betreten der verschiedenen Gefühlszimmer werden Pat. aufgefordert, sich umzuschauen, z. B. ob und wie das Zimmer möbliert ist, ob es Bilder an der Wand gibt und was sie abbilden, ob andere Personen im Raum sind und ob sie diese ggf. etwas fragen wollen etc. Am Ende der Übung werden die Pat. in den „Raum der Gelassenheit“ geführt, in dem sie verweilen und entspannen sollen.

Die Übung ist oft sehr emotionsaktivierend, es sollte genügend Zeit zur Besprechung reserviert werden. Die Auswertung fokussiert insbesondere das emotionale Erleben und die zugrunde liegenden Schemata oder Erfahrungen. Oft ist diese Übung auch geeignet, in die biographische Arbeit einzusteigen.

Quellenangabe oder weiterführende Literatur

Die Übung wird von L. Reddemann erwähnt im Zusammenhang mit der stabilisierenden Arbeit mit Borderline-Pat.; sie kann jedoch mit der o. g. Zielsetzung für viele andere Pat. eingesetzt werden.

Reddemann, L. (2003). *Imagination als heilsame Kraft*. Stuttgart: Klett-Cotta.

Hausaufgaben in der Psychotherapie

Autor/-in
Janine Breil

Ziel der Übung
Informationssammlung über Probleme des Pat., Transfer des in der Sitzung Gelernten/Behandelten, neue Erfahrung oder neue Einsichten, Pat. übernimmt Funktion des Therapeuten für sich selbst.
Insgesamt: Steigerung des Therapieerfolgs.

Zielgruppe
Für alle Altersgruppen geeignet, Anpassung an Alter jedoch erforderlich

Einsatzmöglichkeiten / Indikationen
Bei allen Störungen geeignet, Persönlichkeitsstil des Pat. beachten

Setting
Einzeltherapie, Paartherapie, Gruppentherapie

Dauer der Übung
Unterschiedlich

Benötigtes Material
In der Sitzung höchstens Möglichkeit zum schriftlichen Festhalten der Aufgabe

Beschreibung der Übung
Bei Hausaufgaben in der Psychotherapie handelt es sich nicht um eine Einzelintervention, sondern um einen Interventionskomplex, der durch Unterteilung in verschiedene Arten von Hausaufgaben wie kognitive Aufgaben (Unterkategorien: Aktuelles beobachten, aufschreiben, protokollieren; Informationen; Beobachten und Schreiben als therapeutisches Agens; Nachdenken, Überlegen) und verhaltenstherapeutische Aufgaben (Unterkategorien: Konfrontation; Positive Aktivitäten; Sexualtherapeutische Aufgaben; Aufrechterhaltung; Annahme überprüfen) systematisiert werden kann (Breil, 2001). Mit dem Einsatz von Hausaufgaben können unterschiedliche Ziele verfolgt werden, wie z. B. der Transfer des in der Therapie Gelernten in die reale Lebenssituation des Pat., Sammlung von Informationen über das Problem des Pat. oder Vermittlung neuer Einsichten und Erfahrungen. Letztendlich dient er immer der Steigerung des Therapieerfolgs.

In den meisten kognitiv-verhaltenstherapeutischen Therapiemanualen finden sich Vorschläge für zu vergebende Hausaufgaben. Letztendlich ist der Kreativität von Therapeuten und ihren Patienten keine Grenze gesetzt. Deshalb sollen an dieser Stelle nicht einzelne Hausaufgaben, sondern allgemein zu berücksichtigende Prinzipien bei der Hausaufgabenvergabe dargestellt werden.

Beschreibung der Übung

Neben Patienten-, Therapeuten- und Aufgabenmerkmalen werden die Beziehungen zwischen diesen Merkmalen (Angemessenheit der Aufgabe, therapeutische Beziehung und Aufgabenvergabe) als potentielle Einflüsse auf die Compliance des Pat. diskutiert.

Trotz des häufigen Einsatzes von therapeutischen Aufgaben in der ambulanten Praxis können bis heute nur wenig wissenschaftlich überprüfte Aussagen über eine günstige Gestaltung von Hausaufgaben gemacht werden. Lediglich eine schriftliche Aufgabenbeschreibung bzw. die Verwendung von Arbeitsmaterialien und eine Auswahl der Aufgabe entsprechend der Fähigkeiten und Stärken des Pat. gelten als gesichert (zusammenfassend Helbig & Fehm, 2004).

Es gibt jedoch zahlreiche Empfehlungen bezüglich der Gestaltung von therapeutischen Aufgaben, die meistens auf Erfahrung beruhen. So sollten nach Aussage von erfahrenen Therapeuten (Praktikerbefragung, Breil & Kosfelder, 2005) Hausaufgaben mittel schwierig, eher wenig zeitaufwändig, eher konkret und verbindlich und sehr am Einzelfall orientiert sein, damit Pat. sie mit hoher Wahrscheinlichkeit durchführt und von ihr profitiert.

Mehrere Autoren empfehlen zusätzlich:

- den Inhalt der Aufgabe an das Problem und das soziale Umfeld des Pat. anzupassen,
- die Aufgabe in Bezug zu den Therapiezielen zu stellen,
- den Pat. aus Aufgabenvorschlägen auswählen oder Umstände der Erledigung bestimmen zu lassen,
- den Pat. Wahrscheinlichkeit der Aufgabenerledigung einschätzen zu lassen und
- die Aufgabe in der Stunde zu üben (oder „covert rehearsal“).

Betont wird auch die Notwendigkeit der Hausaufgabennachbesprechung. Wichtig ist es bezüglich der Hausaufgabenmerkmale die Einschätzung des Pat. einzuholen, da Befunde darauf hindeuten, dass die Urteile von Pat. und Therapeuten häufig nicht übereinstimmen.

Darüber hinaus sollten Therapeuten vor allem motivationale Faktoren ihrer Pat. berücksichtigen. In einer kürzlich fertig gestellten Studie (Breil & Kosfelder, 2005) zeigte sich, dass motivationale Faktoren wie Verbindlichkeit/Commitment, Bedeutung der Hausaufgabe für die Zielerreichung und Motivation für die vollständige Durchführung der Aufgabe wichtiger sind als die erfassten Hausaufgabenmerkmale Schwierigkeit, Zeitaufwand, Konkretheit und verwendete Zeit für die Vereinbarung der Aufgabe. Möglicherweise sollten Hausaufgaben nur hoch motivierten Pat. gegeben werden.

Breil, J. & Kosfelder, J. (2005). *Homework in Psychotherapy – Compliance and Treatment success.* Vortrag auf dem V. Anual Congress der European Association for Behavioural and Cognitive Therapies (EABCT) vom 21.–24.09.2005 in Thessaloniki.

Breil, J. & Kosfelder, J. (2005). *Merkmale „erfolgreicher" Hausaufgaben in der Psychotherapie – Eine Praktikerbefragung.* Poster auf dem 4. Workshop-Kongress für Klinische Psychologie und Psychotherapie, 23. Symposium der Fachgruppe Klinische Psychologie der DGPs vom 4.–7.5.2005 in Dresden.

Breil, J., Kosfelder, J. & Schulte, D. (2001). *Hausaufgaben in der Psychotherapie. Eine Systematisierung.* Poster auf dem 2. Workshop Kongress für Klinische Psychologie und Psychotherapie 24.–26.5.2001 in Bern.

Helbig, S. & Fehm, L. (2004). Der Einsatz von Hausaufgaben in der Psychotherapie: Empfehlungen und ihre empirische Fundierung. *Psychotherapeut, 50*, 122–128.

Quellenangabe oder weiterführende Literatur

Hedonistische Nische

Autor/-in	Rainer Lutz
Ziel der Übung	Klärung, Umgestaltung und Strukturierung persönlicher Räume, das Lebensumfeld soll angenehm erlebt und gestaltet werden.
Zielgruppe	Keine Einschränkung
Einsatzmöglichkeiten / Indikationen	Generell: Klärung der Themen, Rückzug, Selbstfürsorge, Überlastung, Stress etc. Depressive: Wahrnehmung positiver Emotionen. Jugendliche: Autonomieproblematik.
Setting	Einzeltherapie und Gruppe
Bereich/Fokus	Erleben positiver Emotionen, Initiieren von Verhaltensweisen des Planens und Strukturierens euthym erlebbarer Räume
Dauer der Übung	Extrem unterschiedlich
Beschreibung der Übung	Pat. werden nach Ausgestaltung, Besonderheiten etc. ihrer privaten (Rückzugs-)Räume, hedonistischen Nischen, sehr detailliert befragt. Themen: räumliche Gegebenheiten, Ausgestaltung, Möblierung; „Schmusetücher", „Kuschelecken", Lieblingsplätze. An welchen Objekten (Bildern, „Nippes") hängen welche Erinnerungen (cues für Erinnerungen)? Wie wird der Raum genutzt, welche Funktionen sind möglich (Hobbys, wer hat Zutritt?) etc.? Was ist erwünscht, was ist realisiert, was realisierbar? Immer muss auf sinnliche Bezüge hingewiesen oder müssen diese hergestellt werden. Je nach Schwere der Erkrankung und in Abhängigkeit umschriebener Störungen variieren die Ausstattung und die Funktion der Nischen ganz erheblich. Bei einigen psychiatrischen Bildern z. B. imponieren karge Räume; Depressive benötigen die Erlaubnis, sich in ihren Nischen wohl zu fühlen, andere müssen auf die Funktion für Wohlbefinden hingewiesen werden. Umgestaltung und Strukturierung von Nischen.
Quellenangabe oder weiterführende Literatur	Lutz, R. (2000). Euthyme Therapie. In J. Margraf (Hrsg.), *Lehrbuch der Verhaltenstherapie, Band 1* (S. 447). Heidelberg: Springer.

Der Helferstein

Autor/-in

Friedrich Kapp

Ziel der Übung

- Erarbeitung konkreter (kleiner) selbstinitiierbarer (!) Handlungs-/Veränderungsschritte
- Vergegenwärtigung von Ressourcen
- Gedächtnisstütze

Zielgruppe

Für alle Altersgruppen geeignet

Einsatzmöglichkeiten / Indikationen

Bei allen Pat., denen es schwer fällt, konkrete Veränderungsschritte anzugehen, und die sehr abstrakt bleiben.

Setting

Einzeltherapie, Paartherapie, kann auch gut für Gruppen genutzt werden.

Bereich/Fokus

Handlungsinitiierung (Erarbeitung von Teilschritten)
Ressourcenaktivierung
Gedächtnisstütze

Dauer der Übung

Je nach Umfang der angestrebten Veränderungen und Differenziertheit der einzelnen Handlungsschritte kann diese Übung über eine ganze Therapiestunde gehen.

Benötigtes Material

Verschiedene kleine (Kiesel-)Steine, Halbedelsteine (im Fachhandel erhältlich) oder entsprechende sinnliche Gegenstände, die sich als „Handschmeichler" eignen und gut in Hosen-/Hand-/Jackentaschen Platz haben.

Beschreibung der Übung

Aus einer Vielzahl unterschiedlicher Steine suchen sich Pat. „ihren" Helferstein aus (bekommen sie geschenkt), der sie bei der Lösung einer Aufgabe bzw. im Verlauf der Therapie begleiten und ihnen „helfen" soll. (Variation: Pat. suchen sich selbst einen „Helferstein/-gegenstand", den sie bei sich tragen können und der sie an die konkreten kleinen Schritte bzw. eigene Ressourcen erinnert).

Mit Hilfe möglichst präziser Fragen wird nun exploriert, bei was der Stein *konkret* helfen soll:

„Wobei hilft Ihnen der Stein konkret mit Blick auf ihr Ziel?" „Was *genau* müsste der Stein bei Ihnen bewirken, damit ...?" „Bei *welchen Teilschritten* müsste der Stein *was* bewirken, damit Sie ihrem Ziel näher kommen?" „Welche Gedanken müsste der Stein Ihnen eingeben, welche Empfindungen auslösen, damit Sie xy schaffen?"

Diese Fragen werden so lange gestellt (eventuell mit Hilfestellungen), bis *konkrete* Handlungsschritte identifiziert worden sind – je mehr und präzi-

Beschreibung der Übung

ser umso besser. Das Mitnehmen des Steines soll zudem als Erinnerungshilfe dienen („Taschentuchknoten-Effekt").

Wichtig: Es ist kein „Zauberstein", der alles von alleine regelt, sondern einer, der Pat. *helfen* soll, *selbst* aktiv zu werden. Es geht also explizit nicht um esoterische „Wirkungen" von Steinen. Je nach Pat. deutlich darauf hinweisen!

Persönliche Erfahrung: Diese Übung macht – entsprechend humorvoll durchgeführt – auch SkeptikerInnen Spaß.

Interessant: Manche Pat. verlieren im Verlauf der Therapie ihren Stein und sind dann richtig unglücklich (sollten sich bei Bedarf einen neuen aussuchen können).

Quellenangabe oder weiterführende Literatur

Passt zum Ansatz von:

Storch, M. & Krause, F. (2002). *Selbstmanagement – ressourcenorientiert. Grundlagen und Trainingsmanual für die Arbeit mit dem Züricher Ressourcen Modell.* Bern: Hans Huber.

Inspiriert zudem vom Knoten im Taschentuch meines Vaters.

Imaginative Reise durch das Lebensalbum

Steffen Fliegel	*Autor/-in*
Unterstützung bei der Suche nach vergangenen Erfahrungen (Krisen, Belastungen, Übergängen, Ressourcen, Beziehungen usw.)	*Ziel der Übung*
Erwachsene	*Zielgruppe*
Vielfältig im Rahmen unterschiedlicher Therapieansätze	*Einsatzmöglichkeiten / Indikationen*
Einzeltherapie, Gruppenarbeit	*Setting*
Biographie, Diagnostik und Intervention	*Bereich/Fokus*
Ca. 20 Minuten beim ersten Mal, später immer wieder aufrufbar auch für kürzere Interventionen.	*Dauer der Übung*
Günstig wäre Entspannungsstuhl oder Kissen zum Anlehnen des Kopfes an die Wand.	*Benötigtes Material*

Beschreibung der Übung

Pat. wird gebeten, sich auf einem Entspannungsstuhl oder auf einem sonstigen Stuhl mit Anlehnen des Rückens und des Kopfes so gut wie möglich zu entspannen. Er/Sie soll dann ein Bild aufrufen von einer Situation, in der er/sie sitzt und sich ganz wohl fühlt (z.B. am Strand, im Lehnsessel, am Kamin, auf einer Wiese, auf einem Bergvorsprung usw.).

Th.: „Neben Ihnen liegt das persönliche Album des Lebens, in dem alle Aspekte Ihres bisherigen Lebens erhalten sind."

Dieses Album des Lebens soll nun auf den Schoß gelegt werden. Wenn es aufgeschlagen wird, ist auf der obersten Seite die Gegenwart und je weiter man nach hinten blättert, umso mehr tauchen Bilder aus der Vergangenheit auf. Ganz unten sind die Seiten, die unserer Erinnerung nicht zugänglich sind, aber zur Existenz gehören.

Je nach Thema sucht Pat. nun im Album des Lebens bestimmte Szenen, Bilder, Zeiten, Erfahrungen und imaginiert sie vor dem inneren Auge.

Dabei kann mehrfach im Album des Lebens hin- und hergeblättert werden, damit vielfältige Aspekte zum bearbeitenden Thema herausgefunden werden.

Beschreibung der Übung

Ein Beispiel zum *Umgang mit unterschiedlichen Abschieds- und Trauererfahrungen im Leben* wird den Ablauf dieser Übung verdeutlichen:

„Versuchen Sie eine ganz entspannte Haltung zu finden ... Stellen Sie sich jetzt vor, Sie sitzen an einem Ort Ihrer Wahl, der dieses Gefühl der Entspannung fördert, z.B. an einem Kamin, auf einer Wiese, an einem Strand, auf einem Berg mit Blick über das Tal usw. Stellen Sie sich dieses Bild intensiv vor Ihrem inneren Auge vor ... und jetzt, wenn Sie da sitzen, liegt neben Ihnen das Album Ihres Lebens. Es hat einen Einband, den Sie sich selbst ausgesucht haben. In diesem Album ist alles enthalten, was in Ihrem Leben passiert ist, was Sie erfahren haben und auch was Ihnen widerfahren ist ... Nehmen Sie nun dieses Album und legen Sie es auf Ihren Schoß. Wenn Sie die erste Seite aufschlagen würden, sähen Sie dort die Bilder Ihrer Gegenwart. Die Orte, in denen Sie leben und arbeiten, Ihre Beziehungen, alles, was zu Ihrer Gegenwart gehört. Wenn Sie weiter zurückblättern würden, tauchten Sie immer mehr in Ihre persönliche Vergangenheit ein. Ganz am Ende dieses Albums sind die Seiten, zu denen Ihnen Ihre Erinnerung fehlt. Dennoch sind es die ersten Jahre Ihres Lebens, die Sie auch schon mit vielen Erfahrungen durchlebt haben ...

Es wird jetzt darum gehen, die Erfahrungen anzuschauen, die in Ihrem Leben mit Abschied nehmen und Trennung verbunden waren ...

Blättern Sie jetzt in Ihrem Lebensalbum langsam rückwärts bis Sie zur ersten Trennungs- und Abschiedserfahrung kommen, die für Sie in Ihrem Leben besondere Bedeutung hatte. Schauen Sie sich die Bilder an, die Sie in Ihrem Lebensalbum vorfinden und die Sie vor Ihr inneres Auge holen. Dort finden Sie die Person oder die Situation in Ihrem Leben, von der Sie sich verabschieden mussten. Vielleicht freiwillig, vielleicht unfreiwillig. Schauen Sie die Bilder genau an. Verbinden Sie die Bilder mit Gefühlen und schauen Sie, welche Gedanken Ihnen zu diesen Bildern durch Ihren Kopf gehen. Alles darf sein. Schauen Sie sich diese Abschiedssituation an. Schauen Sie sich genau an und achten Sie auf Ihre Gefühle. Spüren Sie, dass Sie Abschied nehmen konnten? Ist noch etwas ungeklärt geblieben ...? Wie sind Sie mit dieser Trennungssituation umgegangen? Konnten Sie aus Erfahrungen in Ihrer Vergangenheit in irgendeiner Form profitieren? Konnten Sie die Trennung bewältigen ...?

Blättern Sie nun weiter und suchen Sie in Ihrem Lebensalbum eine weitere Situation, in der Sie von einem Menschen in einer Lebensphase oder von etwas Wichtigem in Ihrem Leben Abschied nehmen mussten ...“ (Ungefähr so Wiederholung des Gesagten.)

Noch eine weitere Situation suchen lassen:

„Sie haben jetzt die Gelegenheit, sich eine Trennungserfahrung noch genauer anzuschauen. Wählen Sie eine Trennungserfahrung aus, vielleicht eine, die Sie eben schon betrachtet haben, vielleicht auch eine ganz andere.

Beschreibung der Übung

Blättern Sie im Album Ihres Lebens bis zu dieser Zeit, in der diese Trennung stattfand." (Ggf. Pat. fragen, ob es sich um eine Person, eine Lebensphase oder etwas anderes Wichtiges in ihrem/seinem Leben handelte.) „Schauen Sie die Bilder genau an. Verbinden Sie diese Bilder mit anderen Bildern. Sehen Sie die Person genau vor Ihrem inneren Auge, die aus Ihrem Leben gegangen ist, vielleicht aus Ihrem Leben gehen musste. Wie haben Sie diese Trennung bewältigt? Gab es Erfahrungen aus Ihrer eigenen Vergangenheit, die hilfreich für diese Bewältigung waren? Schauen Sie sich den Menschen genau an, der aus Ihrem Leben gegangen ist. Ist alles erledigt oder ist in dieser Trennung etwas offen geblieben? Hängen Sie irgendwo fest? Müsste noch irgendetwas erledigt werden? Spüren Sie Ihren Gefühlen genau nach. Alle Gefühle und alle Gedanken sind erlaubt und gehören zu Ihnen ..."

Ggf. weiterführend und angepasst:

„Beantworten Sie sich selbst noch folgende Fragen: Was bin ich mit ihm? Was bin ich ohne ihn? Was möchte ich festhalten? Was möchte ich loslassen?" Usw.

Entsprechend des Themas des Pat. sollten die Fragen sehr individuell zugeschnitten und auf den Pat. ausgerichtet sein.

Abschluss der Imagination:

„Lassen Sie die Imagination wieder zurückgleiten in das Album Ihres Lebens. Nichts geht verloren, alles ist festgehalten im Album Ihres Lebens. Immer wieder werden Sie Zugang finden zu Ihren persönlichen Erfahrungen in Ihrem Leben, die in Ihrem Lebensalbum festgehalten sind.

Schließen Sie jetzt das Album Ihres Lebens und legen Sie es wieder neben sich ... Kommen Sie jetzt langsam wieder in diesen Raum zurück."

Quellenangabe oder weiterführende Literatur

Käsler-Heide, H. (2002). Trauertherapie. *Psychotherapie im Dialog, 3* (2), 176ff.

Karibikreise

Autor/-in	Annette Kämmerer
Ziel der Übung	Implizite Rollenzuschreibungen können spielerisch verdeutlicht werden
Zielgruppe	Für jede Altersgruppe geeignet
Einsatzmöglichkeiten / Indikationen	Bei latenten Konflikten in der Gruppe, zur Auflockerung in Gruppen, zur Aktivierung imaginativer Inhalte in der Gruppenarbeit, Veränderung von Rollen und Rollenzuschreibungen
Setting	Gruppen aller Art
Bereich/Fokus	Die Übung zielt auf die Aufdeckung globaler Rollenmuster, auf Rollenzuschreibungen, die die Gruppe gegenüber Einzelnen hat. Erkundet werden auch Stereotype, es besteht die Möglichkeit eines indirekten Feed-backs. Durch den spielerischen Charakter der Übung entstehen nicht selten kathartische Effekte, die eine Veränderung von Rollen und von Fremdwahrnehmung(en) in der Gruppe erleichtern.
Dauer der Übung	Ca. zwei Stunden
Benötigtes Material	Ein großer Bogen Papier und Filzstifte
Beschreibung der Übung	Die Gruppe wird zunächst in Untergruppen aufgeteilt, die aus ca. drei bis fünf Mitgliedern bestehen. Dann wird von der Gruppenleitung an alle folgende Instruktion gegeben: „Stellen Sie sich vor, Sie alle machen am Ende der Therapie/des Seminars/der Ausbildung etc. eine Reise. Großzügige Menschen haben sich bereit erklärt, Ihnen allen diese Reise zu finanzieren. Es geht in die Karibik. Dort hat Ihr Sponsor für Sie alle ein Schiff angeheuert, mit dem Sie die wunderbare Inselwelt der Karibik erkunden können. Alles ist wunderbar, die Gruppe fühlt sich auf dem Schiff sehr wohl, die Sonne scheint, alle sind glücklich. Aber plötzlich geht ein Ruck durch das Schiff, es verringert seine Fahrt und kommt nicht mehr vorwärts. Schnell wird klar: Man ist auf ein Riff aufgelaufen ... Was nun tun? Bitte entwerfen Sie in der Kleingruppe *für jeden* Teilnehmer aus der *gesamten Gruppe* eine Vorstellung davon, was die betreffende Person in dieser Situation wohl tun wird/tun würde. Versuchen Sie, diese Vorstellungen auf einem Blatt zu skizzieren oder ein Bild zu malen, einen Sketch

aufzuführen – was auch immer. Es gibt nur eine Bedingung: Zu jeder Person aus unserer Gruppe muss eine Vorstellung entwickelt werden.“

Beschreibung der Übung

Die Instruktion ist nach Belieben veränder- und ausbaubar. Wichtig ist lediglich eine die Imagination fördernde Art der Instruktion und eine Vorstellungsinduktion, die für jeden Gruppenteilnehmer eine potentielle Rollenzuschreibung ermöglicht (Boot, Orchester, Schulklasse etc.). Es ist auch möglich, die „Krisensituation“, die mit der Vorstellung auf ein Riff zu laufen verbunden ist, wegzulassen.

Den Kleingruppen sollte etwa eine halbe Stunde Zeit gegeben werden, um die Aufgabe zu erfüllen.

In der darauf folgenden Großgruppenrunde sollte jede Kleingruppe ihr Poster/ihr Bild etc. vorstellen und erläutern. Daran schließt sich eine Besprechung der Rollenzuschreibungen an.

Quellenangabe oder weiterführende Literatur

Antons, K. (2000). *Praxis der Gruppendynamik* (8. Aufl.). Göttingen: Hogrefe.

König, O. (1996). *Macht in Gruppen. Gruppendynamische Prozesse und Intervention.* München: Pfeiffer.

Kino-Technik

Autor/-in

Axel Mecke

Ziel der Übung

Einzelne unverarbeitete, sich aufdrängende und emotional belastende Erlebnisse und Bilder (z.B. bei Flashbacks) können mit dieser Technik leichter verarbeitet und steuerbar werden. Aus einer „assoziierten" Erinnerung (in der man beim Erinnern/im Flashback das Erlebte aus derselben Perspektive wie beim *realen* Geschehen wahrnimmt) wird eine „dissoziierte" Erinnerung (bei der man das Geschehen „von außen", in Verbindung mit vorhergehenden oder nachfolgenden Ereignissen wahrnimmt). Diese – bei gelungener Verarbeitung spontan eintretende – Veränderung modifiziert ganz wesentlich das emotionale Erleben – aus einem hilflosen „Überschwemmtwerden" wird ein emotional distanzierteres und kognitiv verarbeitbares Erinnern.

Zielgruppe

Keine Einschränkung – die Übung setzt ein gewisses Visualisierungsvermögen voraus. Oft reicht es aber, Pat. zu instruieren, „einfach so zu tun, als ob" sie sich die einzelnen Schritte vorstellen könnten.

Einsatzmöglichkeiten / Indikationen

Unterstützende Behandlung posttraumatischer Belastungsstörungen (vor allem bei isolierten Traumatisierungen, weniger bei länger andauernden).

Phobien: Immer dann, wenn etwa eine erste Panikattacke emotional noch sehr frisch erinnert wird.

Setting

Einzeltherapie

Bereich/Fokus

(Traumatische) Erinnerungen

Dauer der Übung

20 Minuten

Beschreibung der Übung

Pat. wird angeleitet, die zu bearbeitende Erinnerung auf bestimmte Art verändert zu visualisieren: „doppelt dissoziiert" und in Schwarz-Weiß. Dazu kann sich Pat. vorstellen, *sich selbst* aus dem Vorführraum eines Kinos heraus (durch die Trennscheibe zwischen Vorführraum und Zuschauerraum) als Zuschauer im Kinosaal dabei zu beobachten, wie er einen Schwarz-Weiß-Film (auf „altem Filmmaterial") anschaut, der das (traumatische) Geschehen aus der Perspektive einer Kamera zeigt – und damit auch Pat. als Beteiligten des Geschehens. Pat. sieht sich also gewissermaßen doppelt: als Agierenden eines „Films" und als Zuschauer desselben.

Pat. (im Vorführraum) kann den Projektor selber betätigen, anhalten, ausschalten usw., um das Geschehen auf der Leinwand zu steuern. Der vorgestellte „Film" sollte *vor* dem eigentlich belastenden Ereignis beginnen und *erst* enden, wenn die „Gefahr schon vorüber ist". Bei diesen letzten Bildern soll Pat. den Film mit einem Standbild anhalten, sodann in den Film

Beschreibung der Übung

einsteigen – d. h. den Vorführraum verlassen und sich in sein eigenes Selbst im Film assoziieren. Aus dieser Perspektive soll Pat. sich vorstellen, dass das Geschehen rückwärts und im Zeitraffer bis an den Anfang (vor dem belastenden Ereignis) verläuft – so, als „würde der Film mit Ihnen drin schnell zurückgespult". Zum Schluss soll sich Pat. das Geschehen/den Film nochmals aus seiner Zuschauerperspektive – aus dem Zuschauerraum also – ansehen und beobachten, was sich verändert hat.

Wenn der Veränderungseffekt noch schwach erscheint, kann die Übung mehrmals wiederholt werden, auch mit weiteren Erinnerungen. Typische Äußerungen sind dann *„Es ist einfach nur ein schlimmes Erlebnis, aber ich kann es mir in Ruhe ansehen"; „Es bleibt nicht im Schrecken stehen, sondern geht weiter, und ich weiß, dass ich am Ende in Sicherheit war"*.

Achtung: Während Pat. die „doppelt-dissoziierte" Perspektive einnimmt, soll er ausdrücklich und aktiv davor geschützt werden, sich in das visualisierte Geschehen hinein gesogen zu fühlen. Dazu sind oft zusätzliche Hilfen nötig: Pat. kann sich selbst während der Übung imaginativ schützende Personen an die Seite stellen oder emotional stark positiv besetzte Gegenstände mitnehmen. Er kann sich die zunächst vom Geschehen trennende Scheibe durch Reiben, Anhauchen o. Ä. imaginativ bewusst machen. Er kann auch zwischendurch Pausen machen, das Kino imaginativ verlassen, Kraft-Orte aufsuchen u. v. m. Es kann auch ratsam sein, diese Übung zunächst mit eher harmlosen Erinnerungen zu durchlaufen.

Trotz der zunächst verwirrend klingenden Perspektivwechsel ist die Übung letztendlich recht einfach und belohnt durch ihre Wirkung jegliche Mühe.

Quellenangabe oder weiterführende Literatur

S. a. Perren-Klingler, G. (2001). Posttraumatische Belastungsstörung. In D. Revenstorf & B. Peter (Hrsg.), *Hypnose in Psychotherapie, Psychosomatik und Medizin* (S. 467–477). Berlin: Springer.

Kleine Schule des Genießens

Autor/-in	Rainer Lutz
Ziel der Übung	Metaziel: Förderung der Selbstfürsorge. Es wird eine Aufmerksamkeitsfokussierung auf positive Gegebenheiten (Reize) (Induktion positiver Emotionen, Ausblenden störender Gedanken oder Gefühle) als zentraler Mechanismus seelischer Gesundheit gefördert. Einüben basaler Verhaltensweisen im Umgang mit positiven Stimulantien, Sinnesdifferenzierungstraining, stufenweiser Aufbau des komplexen Verhaltensmusters Genießen und Selbstfürsorge, Vermittlung hedonistischer, Genuss bejahender (Lebens-)Regeln.
Zielgruppe	Erwachsene, Jugendliche, ältere Menschen
Einsatzmöglichkeiten/ Indikationen	Depression, Zwang, neurologische, geriatrische Typ-A- und Schmerzpat., Schizophrenie, In einigen psychiatrischen, psychosomatischen und Abhängigkeitskliniken wird das Genussprogramm auf jeder Station angeboten.
Setting	Bevorzugt Gruppe, auch Einzeltherapie
Bereich/Fokus	Euthymes Erleben und Verhalten, Kognitionen und Regeln
Dauer der Übung	Je nach Verweildauer in einer Klinik oder je Störung: 4 bis 10 Termine à 45 bis 90 Minuten.
Benötigtes Material	Plakat mit den Genussregeln: • Genuss braucht Zeit • Genuss muss erlaubt sein • Genuss geht nicht nebenbei • Weniger ist mehr • Genuss: aussuchen „Was dir gut tut!“ • Ohne Erfahrung kein Genuss • Genuss ist alltäglich • Proben zur Stimulierung der fünf Sinne.
Beschreibung der Übung	Idealtypischer Ablauf für eine feste (auch offene) Gruppe von acht Pat. mit einem oder zwei Terminen pro Woche; pro Termin ein Sinnesbereich; Beginn: Einführung in das Programm und die Erläuterung der Genussregeln. Danach instruiert und demonstriert der Therapeut das Umgehen mit den Materialien, z. B. mit einer Orange. Pat. erkunden die vorbereiteten Stimulantien, berichten ihre Eindrücke, Bilder etc.

Hausaufgaben: Pat. werden gebeten, nach wohltuenden Stimulantien für den thematisierten Sinnesbereich zu suchen und zur nächsten Therapiestunde mitzubringen, in der die Proben von Pat. vorgestellt werden.

Abschlusssitzung: Zusammenfassung des Erlebten, Bezüge zur eigenen Biographie, etc., Verabschiedung. Der Therapeut ist vergleichsweise zurückhaltend. Er „moderiert" mehr als dass er interveniert. Er ist eher Modell als Instrukteur. Er thematisiert wiederholt die Genussregeln und stellt Bezüge zwischen diesen und aktuellen Prozessen dar.

Beschreibung der Übung

Lutz, R. & Koppenhöfer, E. (1983). Kleine Schule des Genießens. In R. Lutz (Hrsg.), *Genuß und Genießen. Zur Psychologie genußvollen Erlebens und Handelns* (S. 112–125). Weinheim: Beltz.

Lutz, R., Mark, N., Bartmann, U., Hoch, E. & Stark, M. (1999). *Beiträge zur Euthymen Therapie*. Lambertus Verlag, Freiburg.

Lutz, R. (2004). Genusstraining: „Kleine Schule des Genießens". In M. Linden & M. Hautzinger (Hrsg.), *Verhaltenstherapiemanual* (5. Aufl.) (S. 346). Heidelberg: Springer.

Genauere Hinweise zur Durchführung können per E-Mail beim Autor angefordert werden.

Quellenangabe oder weiterführende Literatur

Kognition und Umspringbild

Autor/-in	Liselotte Mäni Kogler
Ziel der Übung	Selbstsicht stärken durch Erkennen der Kognitionen und unterschiedlichen Sichtweisen
Zielgruppe	Jugendliche, Erwachsene, ältere Menschen
Einsatzmöglichkeiten / Indikationen	Kognitive Arbeit
Setting	Einzeltherapie, Gruppe, Paar
Dauer der Übung	Fünf bis zehn Minuten
Benötigtes Material	Umspringbilder

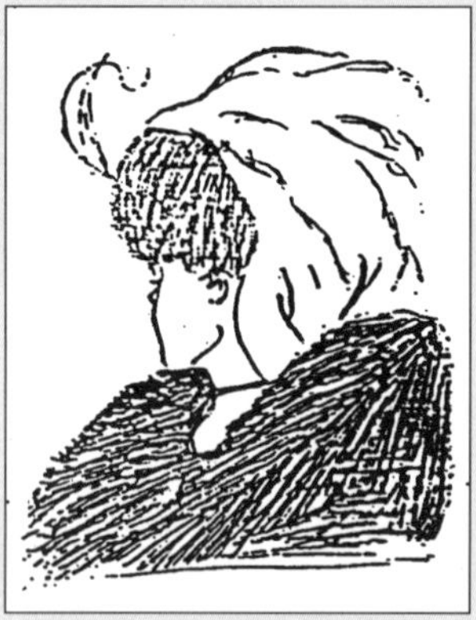

Alte und junge Frau

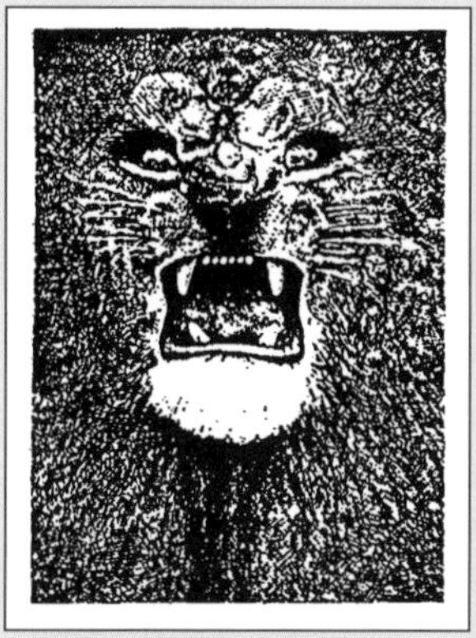

Löwe, verschiedene Gesichter, Tänzerin

Beschreibung der Übung

Umspringbild, z. B. alte und junge Frau, vorlegen und nachfragen, was gesehen wird. In der Einzelarbeit provokativ auf das Gegenteil hinweisen. Wenn Pat. junge Frau sieht, verneinen, und hinweisen, dass im Bild eine alte Frau zu sehen ist. Mit Pat. herausarbeiten, welche Gedanken und Gefühle bei ihnen vorhanden sind, und anschließend Diskussion über Objektivität und Subjektivität der Wahrnehmung führen: Über die Berechtigung unterschiedlicher Sichtweisen oder wie sehr es notwendig erscheint, dass das Gegenüber die gleiche Sichtweise oder Wahrnehmung entwickelt, damit Pat. sich akzeptiert fühlt. Oder ob Pat. beide Sichtweisen stehen lassen kann.

Kognitionen und Urteile

Autor/-in

Liselotte Mäni Kogler & Alois Kogler

Ziel der Übung

Bewusstmachen von kognitiven Verarbeitungsprozessen

Zielgruppe

Alle

Einsatzmöglichkeiten / Indikationen

Kognitive Arbeit

Setting

Alle

Dauer der Übung

Fünf bis zehn Minuten

Benötigtes Material

Text

Beschreibung der Übung

Therapeut lädt Pat. zu einem kleinen *Experiment* ein und fordert ihn auf, folgenden Text zu lesen:

„Der arbeitslose Mann stand vor dem Spiegel und kämmte sich. Er überprüfte sorgfältig, ob die Rasur wirklich einwandfrei geraten war, und band sich dann die konservative Krawatte um, für die er sich entschieden hatte. Beim Frühstück studierte er die Zeitung sorgfältig und erörterte bei einer Tasse Kaffee mit seiner Frau die Möglichkeit, eine neue Waschmaschine anzuschaffen. Dann führte er einige Telefongespräche. Als er das Haus verließ, ging ihm durch den Kopf, dass seine Kinder im Sommer wohl wieder in das private Ferienlager würden fahren wollen. Als das Auto nicht ansprang, stieg er aus, warf die Tür zu und machte sich sehr ärgerlich in Richtung Bushaltestelle auf den Weg. Nun würde er zu spät kommen."

Im nächsten Schritt fordert Th. Pat. auf, den Text nochmals zu lesen:

„Der Börsenmakler stand vor dem Spiegel und kämmte sich. Er überprüfte sorgfältig, ob die Rasur wirklich einwandfrei geraten war, und band sich dann die konservative Krawatte um, für die er sich entschieden hatte. Beim Frühstück studierte er die Zeitung sorgfältig und erörterte bei einer Tasse Kaffee mit seiner Frau die Möglichkeit, eine neue Waschmaschine anzuschaffen. Dann führte er einige Telefongespräche. Als er das Haus verließ, ging ihm durch den Kopf, dass seine Kinder im Sommer wohl wieder in das private Ferienlager würden fahren wollen. Als das Auto nicht ansprang, stieg er aus, warf die Tür zu und machte sich sehr ärgerlich in Richtung Bushaltestelle auf den Weg. Nun würde er zu spät kommen."

Beschreibung der Übung

Dann Pat. zur Selbstreflexion auffordern:

- „Haben Sie gemerkt, auf welch unterschiedliche Weise Sie den Text aufnehmen?"
- „Fragen Sie sich, welchen Zeitungsteil diese Männer lesen?"

Quellenangabe oder weiterführende Literatur

Bransford und Johnson, 1973, S. 415, zitiert nach G. C. Davison & J. M. Neale (2002), *Klinische Psychologie* (6. Aufl.). Weinheim: Beltz/pvu.

Kognitive Vorbereitung

Autor/-in

Hinrich Bents

Ziel der Übung

1. Vermittlung von Störungs- und Änderungswissen
2. Aufbau von Änderungsmotivation

Zielgruppe

Für alle Alters- und Störungsgruppen geeignet

Einsatzmöglichkeiten / Indikationen

Besonders indiziert für Pat., die in ihrer Entscheidung über Verhaltensänderungen noch unsicher sind.

Setting

Einzeltherapie, therapeutische Begleitung, Ende der diagnostischen Phase, sowohl stationär als auch ambulant

Bereich/Fokus

Erwartungen an die Therapie, dabei werden sowohl kognitive Repräsentationen als auch damit verbundene emotionale Reaktionen fokussiert.

Dauer der Übung

45 Minuten, ggf. zwei Sitzungen

Benötigtes Material

Flipchart oder großes Papier

Beschreibung der Übung

Die kognitive Vorbereitung (KV) wird idealerweise im Anschluss an die diagnostische Phase einer Therapie, also als Abschluss der probatorischen Sitzungen (oder am Ende einer ersten Klinikwoche) durchgeführt.

Achtung: Sowohl TherapeutIn als auch Pat. sollten sich bewusst sein, dass die KV zu diesem Zeitpunkt „ergebnisoffen" ist, d. h. auch zu dem Schluss führen kann, die zunächst aufgesucht Therapie nicht in Anspruch zu nehmen!

Die KV hat folgende feste Struktur:

1. Mitteilung und Erläuterung der Diagnose(n),
2. Zielklärung,
3. Vermittlung eines persönlichen, wissenschaftlich fundierten Störungsmodells,
4. Vermittlung eines daraus abgeleiteten Therapieplans,
5. Entscheidungshilfe und Aufbau von Änderungsmotivation.

Schon vor dieser Sitzung sollte die spezifische Erwartung geweckt werden, dass jetzt die Ergebnisse des vorangegangenen diagnostischen Prozesses mitgeteilt werden.

Beschreibung der Übung

1 Die Sitzung beginnt mit der Erläuterung der Diagnose(n), möglichst transparent und anhand vorliegender Kriterien aus ICD-10 bzw. DSM-IV-R, wobei auch die Ergebnisse vorher durchgeführter psychometrischer Tests herangezogen werden sollen, um Pat. in die Diagnosefindung möglichst weitgehend einzubeziehen.
2 In einem zweiten Schritt werden noch einmal die Änderungsziele der/des Pat. zusammengefasst, wenn möglich auch hier wieder anhand vorhandener Aufzeichnungen (Fragebögen, Zielerreichungsskala).
3 Im dritten Schritt wird ein plausibles Störungsmodell vermittelt, das mit den Erfahrungen des/der Pat. möglichst weitgehend kompatibel sein sollte. Dieser Schritt wird als Hypothesenbildung vollzogen, das heißt, absolute Aussagen sollten möglichst vermieden, Wahrscheinlichkeitsaussagen bevorzugt werden. Die Hypothesen sollten sich auf fundierte wissenschaftliche Modelle berufen, gleichzeitig mit den Aufzeichnungen der diagnostischen Phase verifizierbar sein.
4 Im vierten Schritt werden dann aus diesen persönlichen Störungsmodellen Konsequenzen für das therapeutische Handeln abgeleitet. Vor allem dieser vierte Schritt sollte möglichst durch sokratisches Fragen gelenkt sein, wobei diese Fragen immer in konkrete Beispiele für therapeutische Übungen führen sollten. Das ist besonders wichtig für unangenehme therapeutische Maßnahmen wie z. B. Expositionen bei Angst-Pat. oder Gewichtszunahmen bei magersüchtigen Pat. In jedem Fall sollten Pat. bei solchen Beispielen wiederholt nach der Begründung für diese Notwendigkeiten gefragt werden (die sich dann aus Schritt drei ergibt).
5 Nachdem im vierten Schritt das therapeutische Rational wiederholt begründet wurde, sollte es jetzt im fünften Schritt wieder in Frage gestellt werden. Die/der TherapeutIn sollte nun betont zu Skepsis ermuntern und mögliche Bedenken der/des Pat. erfragen, um auf dieser Basis sowohl die Vor- als auch die Nachteile der geplanten Therapie zu erläutern (s. auch Entscheidungswürfel).

Wünschenswert ist, dass am Ende der KV tatsächlich möglichst unsicher ist, ob sie/er die Therapie in Anspruch nehmen sollte oder nicht. Die Entscheidung darüber sollte nicht unmittelbar in der Sitzung, sondern bis zum nächsten Termin von Pat. allein getroffen werden. Auf dieser Grundlage (transparente Aufklärung über rationale Wirkungen wie auch „Nebenwirkungen" der Therapie) ist eine maximal eigenverantwortliche Motivation für die Behandlung wahrscheinlich.

Quellenangabe oder weiterführende Literatur

Grawe, K. (2004). *Neuropsychotherapie.* Göttingen: Hogrefe.

Kognitives Risikoprofil für Medikamenten- und Substanzen-Fehlgebrauch

Autor/-in

Günther Fritsche

Ziel der Übung

Die Identifikation vorhandener und Bereitstellung notwendiger Bewältigungsressourcen zur Abwehr der inneren Reizbedingungen (Einstellungsüberprüfung, Bewältigung von Risikofaktoren) bei Missbrauch von Medikamenten und Substanzen (hier am Beispiel Schmerzmittel).

Zielgruppe

Alle Personen

Einsatzmöglichkeiten / Indikationen

Missbrauch von Medikamenten (z. B. Schmerzmittel) und Substanzen (z. B. Alkohol)

Setting

Alle Settings

Dauer der Übung

45 Minuten

Benötigtes Material

Papier, verschiedenfarbige Stifte

Beschreibung der Übung

Identifizierung von Risikofaktoren für einen Abusus-Rückfall und die Bereitstellung von Bewältigungsstrategien am Beispiel des Schmerzmittelabusus.

Schritte:

1. Therapeut und Pat. sammeln mit Hilfe der Informationen aus der Anamnese alltägliche Kategorien bisheriger Risikosituationen für eine schmerzinkontingente Einnahme von Medikamenten.

2. Sodann werden diese Kategorien im Sinne eines individuellen Problemindex in einen Profilbogen übertragen und von Pat. mit einem Risikofaktor von 0 bis 10 versehen (s. Beispiele in Abbildung).

3. Nach der Skalierung der Risikokategorien von 0 bis 10 werden diese auf dem Profilbogen in vier Stadien eingestuft: Situationen, in denen „fast nie (0 bis 2,5), manchmal (2,5 bis 5), oft (5 bis 7,5), immer (7,5 bis 10)“ in der Vergangenheit Schmerzmittel eingenommen wurden.

Beschreibung der Übung

Risikoindex

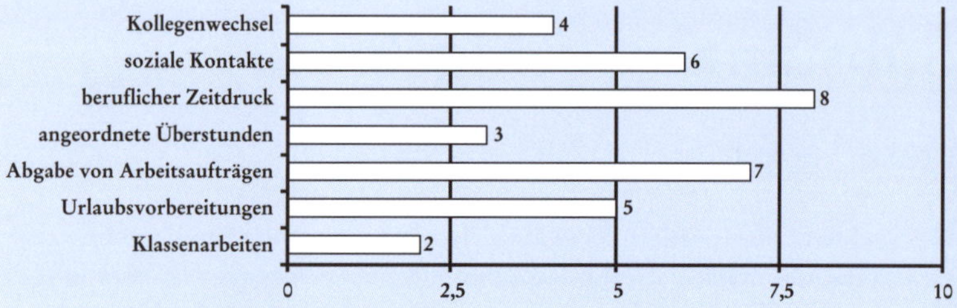

4. In einem weiteren Schritt exploriert der Therapeut die in den Kategorien „fast nie" und „manchmal" angewendeten Bewertungen und Haltungen bezüglich des Anforderungsgehaltes einer dazugehörigen Situation und der Einschätzung der eigenen Bewältigungsmöglichkeiten. Diese Bewertungen und Haltungen werden als „vorhandene Ressourcen" herausgestellt, da sie bislang zu einem Verzicht der Einnahme von Medikamenten geführt haben.

5. Nach der Zusammenstellung dieser Muster wird geprüft, welche Kognitionen sich aus den „Fast nie-Manchmal-Situationen" auf die „Oft-Immer-Situationen" übertragen lassen. Optionale Weiterführung: Einübung der Kognitionen in Rollenspielen.

6. Es gibt allerdings auch Kategorien, in denen dieses Vorgehen vom Pat. als nicht ausreichend angesehen wird. Dafür werden Hilfsmaßnahmen angeregt wie: Inanspruchnahme von sozialer Unterstützung, Abschätzung der bevorstehenden wöchentlichen Risikosituationen, Planung von Handlungsvorsätzen mit Partner.

Quellenangabe oder weiterführende Literatur

Annis, H. M. (1986). A relapse prevention model for treatment of alcoholics. In W. R. Miller & N. Heather (Hrsg.), *Treating addictive behaviors: Processes of change* (pp. 407–433). New York: Plenum.

Konflikterfahrungen mit den Eltern

Autor/-in

Wolfgang Jänicke

Ziel der Übung

In einer Phantasieübung sollen Kindheitskonflikte mit den Eltern/Bezugspersonen und die dazugehörigen Gefühle aktualisiert und die Bedeutung dieser Erfahrungen für gegenwärtiges Handeln geklärt werden.

Zielgruppe

Erwachsene, Jugendliche

Setting

Einzeltherapie, Gruppe

Bereich/Fokus

Aufarbeitung von Gefühlen im Kontext von Konflikten; Analyse der Konfliktfähigkeit; Nutzung nonverbaler Möglichkeiten

Dauer der Übung

Ca. 90 Minuten

Benötigtes Material

Papier (Tapetenrolle o. Ä.), Farbstifte (Wachsmalkreide o. Ä.), Heftzwecken, Klebeband

Beschreibung der Übung

Die Teilnehmer/innen nehmen eine für sie bequeme Haltung ein. Nach einer kurzen Entspannung kann der/die Moderator/in folgenden Text als Anleitung verwenden:

„Gehen Sie zurück in Ihre Kindheit ... Stellen Sie sich vor, Sie sind wieder das Kind von früher und haben einen Konflikt mit Ihren Eltern.

Wie alt sind Sie? *(30 Sekunden)*

Sehen Sie sich um. Lassen Sie die Situation nochmals vor sich ablaufen. Achten Sie auf Ihren Körper und Ihre Gefühle. *(Drei Minuten)*

Halten Sie Ihre Gefühle und Ihre Stimmung fest ...“

Nun kommen Sie langsam in den Raum zurück ... Öffnen Sie die Augen ...

Nehmen Sie ein Blatt Papier und Farben und versuchen Sie, Ihre Gefühle/Stimmung auszudrücken, sie festzuhalten. Es kommt *nicht darauf* an, dass das Bild besonders schön wird oder dass es ein gegenständliches Bild wird. Versuchen Sie einfach, Ihren Gefühlen mit Farben und Formen Ausdruck zu geben. *(Falls in der Gruppe:)* Achten Sie möglichst nicht darauf, was die anderen malen, bleiben Sie bei sich.“ *(20 Minuten)*

Auswertung in der Gruppe:
Nacheinander legen die Teilnehmer/innen ihr Bild in die Mitte bzw. hängen es so auf, dass es alle Gruppenmitglieder betrachten können.

Beschreibung der Übung

Die anderen sagen nun, welche Gefühle das Bild bei ihnen auslöst, welche Stimmung ihnen aus dem Bild entgegenkommt und was ihnen auffällt. Dabei soll weder theoretisch und allgemein gesprochen noch die Darstellungsweise bewertet werden, sondern die Gruppenmitglieder sollen „bei sich" bleiben und über ihre Empfindungen zu dem Bild sprechen. Dabei gibt es kein „Falsch" oder „Richtig".

Anschließend erläutert der/die Betreffende sein/ihr Bild, die Situation, den Konflikt und die Gefühle und Stimmungen, die er/sie mit dem Bild ausdrücken wollte, und geht gegebenenfalls der Frage nach:

„Wie habe ich damals Konflikte erlebt und wie fühle ich mich heute in Konflikten bzw. wie gehe ich heute mit Konflikten um?"

Auswertung in der Einzeltherapie:
Der Therapeut erörtert mit dem Patienten gemeinsam die Empfindungen, die durch das Malen und durch das Bild ausgedrückt werden.

Konfliktsituationen I: Beschreibung

Autor/-in
Wolfgang Jänicke

Ziel der Übung
Klärung von Konflikten, Analyse der auslösenden und aufrechterhaltenden Bedingungen von Konflikten

Zielgruppe
Erwachsene, Jugendliche, Paare

Einsatzmöglichkeiten / Indikationen
Systematische Analyse von Konflikten, alle psychischen Störungen

Setting
Einzeltherapie

Bereich/Fokus
Analyse emotionalen und kognitiven Erlebens in Konfliktsituationen

Dauer der Übung
U.U. mehrere Sitzungen

Beschreibung der Übung
Die „Konfliktgeschichte" sollte zunächst „neutral" hinterfragt und ggf. „penetrant exploriert" werden.

1 **Exploration von Konfliktsituationen**

- „Erinnere dich bitte an Situationen, in denen du mit dir selber nicht einverstanden warst, dich innerlich angeklagt hast, dich schuldig gefühlt hast oder auch heftige Auseinandersetzungen mit anderen hattest."
- „Wähle daraus einen für dich immer noch bedeutsamen Konflikt aus, den du als schmerzhaft erlebt hast, der Wut, Angst oder Hilflosigkeit in dir erzeugte und der sich vielleicht auf ähnliche Weise – mit denselben oder anderen Personen – wiederholt."
- „Beschreibe diesen Konflikt zunächst sehr genau – alles, was Dir einfällt ist wichtig –, sodass er z.B. im Plenum in Form einer kleinen Szene darstellbar wäre!"
- „Lass dir dabei Zeit und Ruhe, diese Erinnerung, auch wenn sie unangenehm ist, nochmals zu durchleben."

2 **Innere Situation**

- „Untersuche bitte weiter, welche *Gefühle* (ggf. auch eine Mischung ganz unterschiedlicher Gefühle wie Wut, Angst, Ohnmacht und Hilflosigkeit, Enttäuschung und Traurigkeit, dich ausgeliefert, ausgenutzt oder befreit fühlen, Mitgefühl u. a.) du mit dieser Situation verbindest bzw. in dieser Situation erlebt hast."

Beschreibung der Übung

- „Damit einher gingen wahrscheinlich auch bestimmte *Körperempfindungen* (wie beschleunigter Herzschlag, Atemnot, Zittern, Schweißausbrüche, Hitzewallungen, Magendruck u. a.)."
- „Welche *Bedürfnisse und Wünsche* sind mit diesen Gefühlen verbunden?"
- „Nach der Beschreibung der Situation und den damit einhergehenden Körperempfindungen und Gefühlen, beschreibe deine Gedanken und dein Verhalten in der Situation."
- „Vielleicht ist es dir möglich, *Überzeugungen* und subjektive Wertorientierungen, die in der Situation wirksam werden, zu identifizieren (insbesondere *Regeln* i. S. von sollen, müssen, dürfen)?"

3 **Beteiligte Personen**
- „Charakterisiere ggf. die beteiligten Personen, ihr Verhalten, ihre Ziele und Erwartungen, ihren ‚inneren Zustand' (also Gefühle, Gedanken, Bedürfnisse u. Ä.), ihre Beziehung zueinander, den Kontext und den Inhalt des Konflikts!"
- „Was denken die am Konflikt beteiligten Personen über den Konflikt?"
- „Welche Bedeutung hat er für sie?"
- „Wie verhalten sie sich?"
- „Inwieweit berücksichtigen sie die Sichtweise der anderen, am Konflikt beteiligten Personen?"
- „Welche Unterschiede bestehen und wie lassen sich diese erklären?"

4 **Problemdefinition**
- Was ist das Problem?
- Welche Pläne oder „Makrostrukturen" lassen sich wiederfinden? Stehen sie miteinander in Konflikt?
- Handelt es sich um einen interpersonellen Konflikt oder lässt sich der Konflikt auch intrapsychisch deuten?

Hieraus sind konkrete Verhaltensziele für die Bewältigung/Veränderung der Konfliktsituation abzuleiten.

Konfliktsituationen II: Lösungen

Autor/-in

Wolfgang Jänicke

Ziel der Übung

Suche nach Lösungsmöglichkeiten in Konfliktsituationen

Zielgruppe

Erwachsene, Jugendliche, Paare

Einsatzmöglichkeiten / Indikationen

Systematische Analyse von Konflikten, alle psychischen Störungen, Ergänzung zur Übung „Konfliktsituationen I"

Setting

Einzeltherapie

Bereich/Fokus

Analyse emotionalen und kognitiven Erlebens in Konfliktsituationen

Beschreibung der Übung

(1) Nehmen Sie die Position eines außenstehenden Beobachters ein, so als ob Sie im Kino sitzen würden und die Konfliktsituation auf die Leinwand projiziert wahrnehmen könnten.

(2) Suchen Sie jetzt nach alternativen Gedanken/Erklärungen/Deutungen für die Situation und schätzen Sie dann erneut Ihre Empfindungen und Gefühle ein (falls in der vorhergehenden Arbeit noch nicht geschehen).

(3) Fragen Sie sich, wie die Situation der anderen, am Konflikt beteiligten Personen tatsächlich sein könnte (fühle Sie sich genau in deren Situation ein!).

(4) Erarbeiten Sie dann ein „wohlgeformtes Ziel" (siehe Übung S. 220) für Ihr Handeln in der ausgewählten Konfliktsituation – ausgehend von den folgenden Fragen:
- Welche Ziele verfolgen Sie/die Konfliktpartner in der Situation?
- Besteht bei den Konfliktpartnern Klarheit über Ihre Ziele?
- Gibt es gemeinsame übergeordnete Ziele und wofür sorgen diese Ziele (Metaziel)?
- Sind dabei auch andere Ziele oder ggf. Teilziele denkbar?
- Welche positiven Absichten liegen den Zielen zugrunde?
- Welche positiven und welche negativen Auswirkungen hat der Konflikt?
- Ist Ihr Verhalten und das der beteiligten Personen so, dass Sie Ihre und sie ihre Ziele damit erreichen könnten?

Beschreibung der Übung

- Welche Möglichkeiten/Alternativen gibt es zu Ihrem/ihrem Verhalten, die Ziele zu erreichen, und unter welchen Voraussetzungen würden Sie/sie das auch wollen?
- Untersuchen Sie die unterschiedlichen Alternativen!
- Welche positiven/negativen Konsequenzen sind mit den Alternativen verbunden?
- Wie realistisch ist die Erfolgsaussicht/das Gelingen der Alternative?
- Wie könnte die alternative Strategie fehlschlagen und welche Konsequenzen hätte dies?
- Welche Veränderungen würden Unterschiede im Umgang mit dem Konflikt erzeugen?
- Wie müssten sich die beteiligten Personen verhalten, um den Konflikt weiter aufrechtzuerhalten bzw. eine Klärung zu verhindern?
- Was hätte ein Fortdauern des Konfliktes für Folgen?

Beantworten Sie diese Fragen für alle am Konflikt beteiligten Personen!

Bemühen Sie sich dabei um eine gleichberechtigte („allparteiliche“) Beschreibung der am Konflikt beteiligten Personen!

Wählen Sie eine bestimmte Handlungsweise im Umgang mit diesem Konflikt aus und leiten Sie daraus ein(e) Lernziel/Entwicklungsaufgabe/Hausaufgabe ab!!

Körperbild überprüfen

Steffen Fliegel	*Autor/-in*
Positive, negative, „Egal"-Bereiche des eigenen Körpers feststellen und so Anregung für weitere Auseinandersetzung mit dem Körperbild erhalten.	*Ziel der Übung*
Erwachsene, Jugendliche, Kinder	*Zielgruppe*
Diagnostisch oder im Therapieverlauf für Pat. mit Problemen bzgl. des Aussehens, der Körpergefühle usw.	*Einsatzmöglichkeiten / Indikationen*
Einzel- und Gruppentherapie	*Setting*
Körper, Gefühle und Gedanken zum eigenen Körper	*Bereich/Fokus*
Ca. 30 Minuten	*Dauer der Übung*
Großes Packpapier oder zusammengeklebte Flipchart-Blätter, einen schwarzen Filzstift, drei verschiedenfarbige dicke Buntstifte oder ggf. Filzstifte.	*Benötigtes Material*

Beschreibung der Übung

Das große Blatt Papier wird an die Wand gehängt, der untere Rand berührt den Boden. Alternativ kann man das Blatt auch auf den Boden legen.

Pat. stellt sich vor das Blatt oder legt sich darauf.

Th. oder andere Person (möglichst gleichgeschlechtlich zu Pat.) zeichnet mit dem schwarzen Filzstift die Körperkonturen von Pat ab, sodass auf dem Blatt ein geschlossener Körper entsteht (alles incl. Arme, Beine, Finger, Ohren ...). Ggf. werden einige Körperteile nachgezeichnet.

Pat. bekommt nun die drei Buntstifte (ggf. Wunschfarben des Pat. für positiv-negativ-egal) mit der Bitte, alle positiv besetzten, negativ besetzten, „Egal"-Körperteile/-regionen entsprechend farbig auszumalen bzw. zu schraffieren.

Th. begleitet Pat. dabei verbal, verbalisiert usw., bewertet und kommentiert aber nicht.

Anschließend beschreibt Pat. seine Aufzeichnungen und bewertet sie. Dann wird ressourcenorientiert überlegt, wodurch die positiven Bewertungen zustande kommen und wie mit den negativen weiter verfahren werden kann.

Häufig sind Pat. ganz erstaunt, wie viele Teile sie an sich doch mögen.

Die Übung kann unter dem Thema „Bezug zum eigenen Körper" auch gut in der Gruppe durchgeführt werden. Dann malen sich die Gruppenteilnehmer/-innen gegenseitig ab.

Achtung: Bei dieser Übung ist eine große Sensibilität notwendig, wenn beim Abmalen des Körpers Berührungen und ein enger Körperkontakt durch die Hand des Zeichners/der Zeichnerin erfolgen.

Kriegsbeil begraben

Autor/-in

Hans Lieb

Ziel der Übung

In Therapie (oder Supervisionen) mit zerstrittenen Systemen/Paaren kommen wir manchmal deshalb nicht weiter mit Kommunikationsübungen/Problemlösungsversuchen, weil die Beteiligten (Partner) sich offen oder subtil miteinander im persönlichen „Krieg" befinden und deshalb nicht in der Lage sind, aufeinander zuzugehen – weil dies als Niederlage empfunden würde.

Mit dieser Übung sollen die zerstrittenen/kriegsführenden Parteien (Paare) zusammen mit dem Therapeuten zuerst erkennen und akzeptieren, inwiefern sie „Kriegsführende" sind und davon – vorerst – nicht ohne Gesichtsverlust ablassen können, um dann – sofern sie zur Begrabung des Kriegsbeiles bereit sind – Wege zur Kriegsbeendigung oder gar zum Frieden kennen und erproben zu lernen.

Zielgruppe

In (private) Kriegsführung miteinander verstrickte Systeme: Paare, ggf. auch andere Systeme (Geschwister, Kollegen), mit Willen, aus dem „Krieg" auszusteigen.

Einsatzmöglichkeiten / Indikationen

Wenn Lösungen in Systemen deshalb nicht gefunden werden können, weil jeder Weg in Richtung Kompromiss/ Entgegenkommen als Niederlage erlebt wird.

Setting

Paartherapie, Familientherapie, Supervision miteinander kriegsführender Systeme.

Bereich/Fokus

Identifikation erstens im „Krieg" verteidigter existentiell erlebter „heiliger" Werte, zweitens des Preises des Krieges für alle daran Beteiligten und davon betroffenen Parteien, drittens der eingesetzten „Waffen", viertens der (nun) zur Verfügung stehenden Möglichkeiten: weitere Kriegsführung – Kapitulation – Waffenstillstand – Friedensverhandlungen und Friedensvertrag.

Dauer der Übung

Gelegentlich in einer (Doppel-)Stunde, in der Regel mehrere Sitzungen mit Fortschritten und Rückfällen.

Benötigtes Material

Wer es strukturiert machen will: Karteikarten zum Festhalten der Ergebnisse der jeweiligen Schritte (s. u.).

Beschreibung der Übung

1. Diagnosestellung: Dem System (Paar) offen legen, dass und wie sie sich im „Kriegszustand" befinden.

2. Identifikation der bisherigen „heiligen" Kriegsziele: Die darin vertretenen Werte (meistens ganz traditionelle wie Ehre, Selbstachtung, Gesichtswahrung).

Beschreibung der Übung

3. Identifikation der von jeder Seite eingesetzten „Waffen“ (wie Kränkungen, Verletzungen, Demütigungen, Verweigerungen und Sabotagen).

4. Gemeinsames Anerkennen des Leidens, das der „Krieg“ verursacht hat bei den kriegsführenden Parteien wie auch bei anderen (z. B. Kindern).

5. Aufzeigen der nun bestehenden Optionen:
   - Weitere Kriegsführung mit den zu erwartenden Opfern.
   - Einseitige Kapitulation (Logik: Wer kapituliert, hat die Macht, einen Krieg zu beenden!).
   - Waffenstillstand: noch kein Frieden, aber Unterlassung von Kriegshandlungen zur Vermeidung weiterer Opfer.
   - Friedensverhandlung und Friedensvertrag: Was kann dem anderen zugestanden, worauf zugunsten des Friedens verzichtet, wie der eigene und der Wert des anderen (wieder) gewahrt werden?
   - Evtl. auch: Ritual, das Ende des Krieges voreinander und vor anderen zu erklären (vielleicht mit Wiedergutmachungsgesten).

Bedenke: Nicht mit jedem System/Paar sind alle Schritte möglich! Hier sind uns Therapeuten die gleichen Grenzen gesetzt wie Diplomaten/Vermittlern auf der Ebene religiöser, nationaler Kriege.

Fallen: Diese Übung ist schwierig für Therapeuten, die
- sich gerade selbst mit jemandem im Kriegszustand befinden und jeden Gedanken an Kriegsbeilbegrabung als Niederlage bewerten,
- nicht erkennen wollen oder können, dass es für Menschen manchmal „heilige Werte“ gibt, die ihnen wichtiger sind als das gemeinsame Wohlbefinden,
- (zu) schnell auf Versöhnung aus sind und die Existenz von privaten Kriegen nicht akzeptieren können,
- dazu neigen, (innerlich) „Krieg“ mit einem „kriegsführenden System“ zu führen.

Quellenangabe oder weiterführende Literatur

Diese Grundgedanken sind entnommen und auf persönlicher wie nationaler Ebene bestens beschrieben in

F. Simon (2002), *Tödliche Konflikte*. Heidelberg: Carl-Auer-Verlag.

Kuchen aller Art

Autor/-in	Ilse Müller
Ziel der Übung	Kognitives, emotionales und verhaltensmäßiges Klären und sehr aktivierendes kognitives und emotionales Auseinandersetzen mit bestimmten Lebensfragen; stellvertretendes (symbolisches) Erarbeiten von Zielen, die außerhalb der Therapie real umgesetzt werden sollen.
Zielgruppe	Alle Zielgruppen
Einsatzmöglichkeiten / Indikationen	Für Neuorientierung in z. B. Zeiteinteilung, Umgang mit Gedanken, Grübeln, Gefühlen, Fähigkeiten, Tätigkeiten ... Entscheidungssituationen und Ambivalenzen, Grübeln, unstrukturierte Persönlichkeiten, Depressionen (nicht zu Beginn der Therapie), Stressmanagement.
Setting	Einzeltherapie, Paartherapie
Bereich/Fokus	Je nach Inhalt der zu behandelnden Konflikte können Kognitionen und Emotionen durch grafisches Sichtbarmachen von problematischen Ist-Zuständen und Hinführen zu Soll-Zuständen bearbeitet werden.
Dauer der Übung	Je nach Intensität der Problematik eine Einheit bis zu mehreren Einheiten.
Benötigtes Material	Papier und Bleistift

Beschreibung der Übung

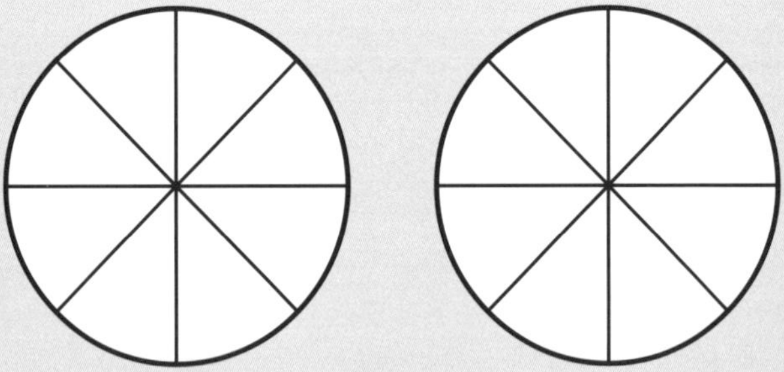

Vom Ist-Kuchen zum Soll-Kuchen

Pat. schreiben in die einzelnen Felder, deren Größe sie selbst zeichnen, einzelne Tätigkeiten, die ihrem täglichen Zeitaufwand entsprechen (Ist). In den Feldern könnte stehen: Kinder, Partner, Job, Haushalt, Freunde, gemeinsame Tätigkeiten, Hobbys, Grübeln, genussvolle Tätigkeiten ... Im zweiten Kuchen wird das Ziel (Soll) gezeichnet.

Beschreibung der Übung

Für manche Pat. ist das eine schwierige Übung. Beim Erarbeiten wird üblicherweise viel verändert, neu konzipiert, wieder verworfen ... Schlussendlich wird dann eine Entscheidung getroffen. Häufig sind Pat. erstaunt, wie wenig (oder viel) Zeit sie für bestimmte Tätigkeiten (oder Kuchenfelder) aufbringen.

Während des Erstellens leistet Pat. viel an kognitiver und emotionaler Auseinandersetzung. TherapeutIn fragt typischerweise: „Was spüren Sie, wenn Sie das sehen? Was wird geschehen, wenn Sie das umsetzen?"

Ist eine besondere Art von Spiegel: Verhältnisse oder Umstände werden sichtbar, verstehbar – und spürbar – gemacht. Als Folge sind mehr Klarheit und Zielgerichtetheit möglich.

Der Kuchen dient auch als Anker: „Wo bin ich und wo will ich hin?"

Im Anschluss bespricht man mit Pat., welche der Veränderungen ihnen am wichtigsten sind.

Quellenangabe oder weiterführende Literatur

Z. B. Kanfer, C. F., Reinecker, H. & Schmelzer, D. (2005). *Selbstmanagement-Therapie* (4. Aufl.). Heidelberg: Springer.

Loslassen erproben

Autor/-in	Steffen Fliegel
Ziel der Übung	Vertrauen finden in die eigenen Fähigkeiten, Loslassen im geschützten Rahmen erproben und Erfahrungen auf reales Erleben übertragen.
Zielgruppe	Erwachsene, Jugendliche
Einsatzmöglichkeiten / Indikationen	Z. B. emotionale Blockaden, unbewältigte (komplizierte) Trauer
Setting	Einzeltherapie
Bereich/Fokus	Gefühle
Dauer der Übung	Ca. zehn Minuten
Benötigtes Material	Etwas Platz
Zu beachten	Th. sollte größer und kräftiger sein als Pat., sonst bitte weitere Hilfsperson einbeziehen.

Beschreibung der Übung

Um das Loslassen im geschützten Rahmen zu erproben, soll sich Pat. in die Mitte des Raumes mit geschlossenen Augen und leicht steif gemachtem Körper, die Arme nach unten an den Körper angelegt, stellen.

Th. (und ggf. weitere Hilfspersonen, s. o.) stellt sich hinter Pat. Die Arme sind vorm Körper angewinkelt und zeigen in ca. 30 cm Abstand auf den Rücken von Pat. Dadurch, dass ein Bein von Th. nach hinten gesetzt ist, entsteht mehr Halt und die Möglichkeit der Abfederung.

Pat. wird nun gebeten, einen Moment inne zu halten und nach dem Signal von Th. („Ich bin bereit", was auch bedeutet, die auffangende Position eingenommen zu haben) sich ganz bewusst innerlich das Signal und die Aufforderung zu geben, verbunden mit den Worten „Ich lasse los", sich möglichst steif nach hinten fallen zu lassen.

Beim ersten Mal ist der Abstand zwischen Th. und Pat. nicht sehr groß, sodass Pat. sich ggf. noch selbst abfangen könnte. Die Übung wird allerdings mehrfach wiederholt (zwischen fünf- und zehnmal) und der Abstand zwischen Th. und Pat. (ggf. zwischen Pat. und Th. sowie Hilfspersonen) wird zunehmend vergrößert bis Pat. sich keinesfalls mehr selbst fangen könnte und ohne Unterstützung auf den Boden fallen würde. Dies wird natürlich nicht passieren, da Th. Pat. immer abfangen und wieder aufrichten wird.

Beschreibung der Übung

Anschließend werten Th. und Pat. die Erfahrungen aus, wie es war, einfach einmal loszulassen, obwohl beim Loslassen negative und nicht bewusste Konsequenzen befürchtet werden.

In der weiteren Auswertung wird das Ergebnis dieser Übung auf mögliche Realsituationen von Pat. übertragen.

Achtung: Bei dieser Übung unbedingt auf ein gutes Kräfteverhältnis achten, lieber mehr Vorsicht als zuwenig.

Mein kranker Körperteil schreibt mir einen Brief

Autor/-in	Steffen Fliegel
Ziel der Übung	Eine gestalttherapeutische Übung, die hilft, die Sprache des Körpers, z.B. Schmerz, Taubheit, keine Erektion usw., zu übersetzen. Einnehmen einer Außensicht, Erkennen des Sinns der Störung, Erstellen einer Problemanalyse.
Zielgruppe	Erwachsene
Einsatzmöglichkeiten / Indikationen	Psychosomatik, sexuelle Probleme
Setting	Einzeltherapie
Bereich/Fokus	Körper
Dauer der Übung	Hausaufgabe und Auswertung in der Therapiesitzung
Benötigtes Material	Papier und Stift

Beschreibung der Übung

Pat. wird (im Regelfall als Hausaufgabe) gebeten, sich einmal damit vertraut zu machen, was der/die problematische Körperteil/-region/-funktion wohl sagen würde, wenn sie/er sprechen könnte.

Es geht also darum, die Sprache, die der Körper spricht, z.B. durch den Schmerz, durch die Verweigerung usw., in eine anders verstehbare Sprache zu übersetzen. Pat. wird gebeten, sich einmal Papier, Stift und etwas Zeit zu nehmen, sich in den problematischen Körperteil oder die ungewünschte Körperreaktion zu versetzen und aus ihr/ihm heraus, an sich selbst einen Brief zu schreiben.

Pat. wird vermittelt, dass es dabei nicht auf gute Rhetorik und ausgefeiltes Formulieren ankommt, sondern dass einmal eine andere Brille in Bezug auf die Beschwerden aufgesetzt werden kann, um sie besser verstehen zu können.

In der nächsten Sitzung, wenn Pat. den Brief mitbringt, kann sie/er gebeten werden, die Zeilen der Sprache des Körpers zu lesen.

Th. wertet anschließend den Briefinhalt zusammen mit Pat. aus. Dabei könnte – je nach Stand der Therapie – Wert darauf gelegt werden, weitere Erkenntnisse über aufrechterhaltende Bedingungen der behandelten Pro-

Beschreibung der Übung

blematik zu finden (ob vielleicht der Problematik ein bisher nicht bekanntes Motiv oder Schema zugrunde liegt).

Der Schmerz könnte Pat. z.B. mitteilen, dass sie sich viel zu sehr um ihn kümmert und ihm dadurch keine Ruhe lässt, sich einmal zu entspannen. Oder dass er (der Schmerz) dadurch viel zu viel Aufmerksamkeit im Alltag erhält.

Der Penis mit der Erektionsstörung könnte dem Pat. mitteilen, dass er so lange nicht groß wird, solange sein Besitzer ihn permanent unter Druck setzt, genau das tun zu müssen, oder solange er sich nur beweisen will, ein „toller Hengst“ zu sein.

Der kreisrunde Haarausfall könnte Pat. mitteilen, dass er sich Sorgen macht, dass sie ihren Körper gar nicht mag.

Das Vorlesen des Briefes könnte ggf. auf einem anderen Stuhl erfolgen, sodass Pat. in der weiteren Auswertung auf dem üblichen Stuhl sitzt, beim Hineinfühlen in die Haut, in den Schmerz, in die Lustlosigkeit auf dem anderen Stuhl Platz nimmt.

Quellenangabe oder weiterführende Literatur

Zilbergeld, B. (1996). *Die neue Sexualität der Männer („Mein Penis schreibt mir einen Brief“).* Tübingen: dgvt-Verlag.

Meine Bedürfnisse erkennen

Autor/-in	Liselotte Mäni Kogler
Ziel der Übung	Akzeptanz und Wertschätzung gegenüber inneren Bedürfnissen
Zielgruppe	Alle Zielgruppen
Einsatzmöglichkeiten / Indikationen	Positiver Zugang zum eigenen Selbstwert
Setting	Einzelsetting
Bereich/Fokus	Bedürfnisse erkennen, akzeptieren bzw. damit umgehen
Dauer der Übung	Je nach Intensität der Problematik eine Einheit bis zu mehreren Einheiten
Benötigtes Material	Papier und Bleistift oder mehrere Sessel
Beschreibung der Übung	Mit Pat. werden die unterschiedlichen inneren kognitiven Schemata (inneres Kind, Antreiber, Kritiker, Verunsicherer u. a.) herausgearbeitet. Dann wird der Fokus auf das innere Kind und dessen Bedürfnisse gerichtet und bewertet: Wie weit sind die Bedürfnisse berechtigt oder nicht? Auftrag: In Alltagssituationen darauf horchen, was die Bedürfnisse sind und wieweit der Pat. sie als kindliche Bedürfnisse wertschätzen und wieweit er ihnen nachgeben kann oder nicht. Die Schemata (Anteile) werden auf Papier dargestellt oder sie werden auf mehreren Sesseln (der Anzahl der Anteile entsprechend) dargestellt und nachgespürt.
Quellenangabe oder weiterführende Literatur	Transaktionsanalyse

Meine Eltern streiten sich

Autor/-in

Wolfgang Jänicke

Ziel der Übung

Dem Erlebnis des Streits der eigenen Eltern wieder- oder neu erlebend nachgehen; Klärung des Einflusses dieses Erlebens auf die eigene Einstellung zu Konflikten und deren Lösung/Bewältigung.

Zielgruppe

Erwachsene, Jugendliche

Setting

Gruppe, auch einzeltherapeutisch nutzbar (dann die Instruktion entsprechend verändern).

Bereich/Fokus

Konflikterleben klären, Konfliktfähigkeit fördern

Dauer der Übung

Ca. zwei Stunden

Benötigtes Material

Papier und Bleistift

Beschreibung der Übung

Zunächst wird eine Entspannungsübung durchgeführt, danach gibt der Therapeut folgende Anleitung:

„Stellen Sie sich vor, Sie sind wieder klein. Sie sind ein Kind zu Hause, in der Wohnung der Eltern. *(Ca. 30 Sekunden)*

Stellen Sie sich jetzt vor, Ihre Eltern würden miteinander streiten. Auch wenn Sie das Gefühl haben, Sie würden es nie tun, versuchen Sie es sich dennoch vorzustellen.

Worüber streiten sie sich? Lassen Sie den Streit vor sich ablaufen und achten Sie genau darauf, wie es Ihnen geht ...

Sehen Sie Ihren Vater an, sehen Sie Ihre Mutter an: Was möchten Sie am liebsten tun? Bleiben Sie bei diesem Gefühl.

Wovor haben Sie am meisten Angst? Was könnte geschehen? Auf wessen Seite stehen Sie? Warum? Versuchen Sie sich vorzustellen, Sie seien auf der einen oder auf der anderen Seite: Wie fühlt sich das an? *(Ca. 30 Sekunden)*

Der Streit ist beendet. Wie geschieht das?

Verabschieden Sie sich aus der Erinnerung und kommen Sie langsam in den Raum zurück. Räkeln Sie sich und bleiben Sie noch einen Moment bei sich."

Auswertung durch Pat. anhand der folgenden Fragen (auch als Hausaufgabe möglich):

Beschreibung der Übung

- Ist Streiten überhaupt notwendig?
- Wodurch unterscheidet sich ein „guter" Streit von einem „schlechten" Streit?
- Kann ich mich mit anderen auseinander setzen? Wo habe ich Schwierigkeiten? Wie vermeide ich Konflikte?
- Kann ich nach einem Streit die Situation wirklich hinter mir lassen oder hängt sie mir nach?
- Wie waren die Auseinandersetzungen in meiner Familie? Wer stritt mit wem und wie? Gab es offene oder eher verdeckte Formen (zum Beispiel Schmollen, Weggehen etc.)?
- Wie hängen meine eigene Einstellung, meine Fähigkeiten und Unfähigkeiten mit den Erfahrungen in meiner Familie zusammen? Welche Konfliktlösungsformen habe ich beibehalten?
- Wenn ich mein Leben insgesamt betrachte, wie hat sich meine Art Auseinandersetzungen zu führen verändert? Wodurch?

Falls Durchführung in der Gruppe: Austausch über diese Fragen.

Merkmalsgruppen

Autor/-in

Annette Kämmerer

Ziel der Übung

Herstellen von Transparenz in Bezug auf Subgruppen und Rollen in einer Gruppe; Analyse von impliziten Werthaltungen und Vorurteilen.

Zielgruppe

Alle Altersgruppen

Einsatzmöglichkeiten / Indikationen

Gruppen mit verschiedensten Zielsetzungen: für strukturierte, psychoedukative Gruppen ebenso geeignet wie für therapeutische Gruppen oder Selbsterfahrungs- bzw. Weiterbildungsgruppen.

Setting

Gruppen

Bereich/Fokus

Durch die Übung können implizite Werthaltungen, Prozesse der sozialen Wahrnehmung und interpersonelle Überzeugungen und Grundannahmen aufgedeckt und bearbeitet werden.

Dauer der Übung

Ca. zwei Stunden

Beschreibung der Übung

Es ist notwendig, die Gruppe anhand von möglichst dichotomen Merkmalen in zwei Gruppen zu unterteilen, z.B. in Männer und Frauen. Wichtig ist es, bei zwei Merkmalen zu bleiben, da ansonsten die Übung zu komplex und unübersichtlich wird.

Neben der Zuordnung nach Geschlechtern sind aber auch viele andere Merkmale denkbar, anhand derer eine Unterteilung vorgenommen werden kann – je nach Inhalt und Situation der Gruppe. Beispiele: Homosexuelle vs. Heterosexuelle, Konfliktvermeidende vs. Konfliktsuchende, Kinderlose vs. Eltern, Schweigende in der Gruppe vs. Redende in der Gruppe, Verheiratete vs. Nicht-Verheiratete ...

Die Zuordnung zu den beiden Merkmalsgruppen führt dann, wenn die Merkmale nicht sehr eindeutig sind, bereits zu vielfältigen Prozessen in der Gruppe, die für den Veränderungsprozess der einzelnen Teilnehmer genutzt werden können.

Sobald sich die Merkmalsgruppen gebildet haben, setzen sie sich zusammen und bearbeiten folgende Fragen:

1. Gibt es bestimmte (psychologische) Charakteristika, die uns als (Sub-) Gruppe auszeichnen? Wenn wir unsere Gruppe einer außenstehenden Person möglichst genau beschreiben sollten, was würden wir dann sagen?

2. Was denken wir als „Merkmalsgruppe“ über die andere „Merkmalsgruppe“? Was charakterisiert die anderen in unseren Augen?

Beschreibung der Übung

3. Was glauben wir, wie die andere Merkmalsgruppe über uns denkt, über uns phantasiert? Wie werden die anderen uns beschreiben, uns charakterisieren?

Die Diskussionsergebnisse zu den drei Fragen sind auf einem Poster/Flipchart-Papier zusammenzufassen. Anschließend werden diese in der Großgruppe von jeder Merkmalsgruppe präsentiert und besprochen.

In der Auswertung ist vor allem auf die impliziten Annahmen zu achten, die sich häufig in den Fremdbildern (Frage 2) widerspiegeln. In den Antworten auf die Frage 3 spiegeln sich häufig Ängste und Befürchtungen über die Wahrnehmung der eigenen Person durch andere.

Es ist darauf zu achten, die Erfahrungen dieser Übung in individuelle Veränderungsziele zu integrieren.

Quellenangabe oder weiterführende Literatur

Antons, K. (2000). *Praxis der Gruppendynamik* (8. Aufl.). Göttingen: Hogrefe.

König, O. (1996). *Macht in Gruppen. Gruppendynamische Prozesse und Intervention.* München: Pfeiffer.

Migräne und Belastungen

Günther Fritsche	*Autor/-in*
Exploration individueller Life-events als Migräne-Trigger oder anderer Krankheitsauslöser und -verstärker	*Ziel der Übung*
Alle Personen	*Zielgruppe*
Achtung: Funktioniert nur bei Migräne und anderen schubförmigen oder episodenhaften Krankheiten, nicht bei anderen Kopfschmerzen oder Krankheiten!	*Einsatzmöglichkeiten / Indikationen*
Alle Settings	*Setting*
45 Minuten	*Dauer der Übung*
Papier	*Benötigtes Material*

Beschreibung der Übung

Durch die pathophysiologischen Besonderheiten der Migräne reagiert der Migräne-Patient auf länger dauernde psychosoziale Belastungen im Lebenshintergrund zeitlich unmittelbar mit einer Erhöhung der Migräne-Frequenz. Dieser Zusammenhang lässt sich mit der Spaltentechnik zuverlässig für alle Migräniker und für einzelnen Pat. beeindruckend herausarbeiten.

Schritte:

1) Der Pat. wird nach seiner Kopfschmerzkarriere befragt: Wann begonnen? Wann deutliche Steigerung der Kopfschmerztage? Wann wie viele Tage mit Einnahme von Schmerzmitteln?
   Die Angaben werden in die ersten drei Spalten eingetragen.

2) Der Spaltenbogen wird weggelegt und der Pat. nach den wichtigsten beruflichen und privaten Ereignissen in dem entsprechenden Zeitraum befragt. Die Notizen werden dann in die vierte Spalte eingetragen. Es ergeben sich *immer* zeitliche Übereinstimmungen von deutlicher Frequenz- und Medikamentensteigerung und Lebensbelastungen!

Beachte:

a) Es wird nach Kopfschmerztage pro Monat gefragt und nicht nach Attackenhäufigkeit, da die Migräne häufig mit Spannungskopfschmerzen vergesellschaftet ist.
b) Es wird nach Einnahmetage pro Monat gefragt und nicht nach Dosisanzahl, da der kritische Cut-Off für einen medikamenten-induzierten

Beschreibung der Übung

Kopfschmerz sich nach den Einnahmetagen richtet (> zehn Tage pro Monat).

Wenn Zeitangaben (besonders weit zurückliegende) nicht genau erinnert werden, so reichen ungefähre Angaben oder Vermutungen („Das Bild interessiert, nicht der einzelne Pinselstrich").

Beispiel:

Zeit	T/M (Kopfschmerztage pro Monat)	M/M (Medikamenteneinnahmetage pro Monat)	Psychosoziale Bedingungen
1996	1	---	
1998	6	---	
11/99	16	16 Paracetamol oder Aspirin	Lehrprüfung nicht bestanden
7/00	8	8 Ibuprofen	
10/01	4	4 Paracetamol	
9/02	8	8 Maxalt (Triptan)	
6/03	16	16 Maxalt (Triptan)	Drohender Studienabbruch
9/03	8	8 Maxalt plus 2 Aspisol	
6/04	16	8 Maxalt plus 10 Aspisol	Laufende Prüfung (bis 8/05)

Nähe-Distanz auspendeln I

Autor/-in

Steffen Fliegel

Ziel der Übung

Unter einer bestimmten Fragestellung können die beiden PartnerInnen eines Paares Gefühle von Nähe und Distanz erfahren und durch das Auspendeln die Unterschiede zwischen sich erfahren.

Zielgruppe

Erwachsene

Einsatzmöglichkeiten / Indikationen

Siehe obiges Ziel.

Setting

Paartherapie

Bereich/Fokus

Gefühle, Gedanken

Dauer der Übung

Ca. zehn Minuten ohne Auswertungszeit.

Benötigtes Material

Ein freier Raum von mindestens fünf Metern Länge und ca. drei Metern Breite.

Beschreibung der Übung

Die Partner werden gebeten, sich auf die gegenüberliegende Seiten des Raumes mit dem Rücken zur Wand zu stellen und auf den Boden zu schauen.

Entsprechend des vorab geklärten Themas (z. B. Nähe und Distanz als Sexualpartner, Liebesgefühle, Zuneigung, Übereinstimmung in der Kindererziehung, Dominanz des jeweils anderen Partners usw.) werden beide gebeten, sich Bilder des Themas vor ihr inneres Auge zu holen.

Mit den Bildern sowie den Gedanken und Gefühlen zu dem jeweiligen Thema werden die Partner nun gebeten, zu schauen und Blickkontakt aufzunehmen. Sie werden aufgefordert, den Blickkontakt so gut es geht zu halten, und dann darum gebeten, unter Beibehaltung des Themas (z. B. du als mein Partner bei der Kindererziehung, du als mein Sexualpartner, meine sexuelle Lust auf dich, meine Übereinstimmung mit dir bezüglich unserer Freizeitgestaltung, meine Nähe oder meine Distanz zu dir bezüglich dessen, wie wir uns/wie du mir Gutes tun/tust usw.) ganz, ganz langsam aufeinander zuzugehen, im Sinne von „little steps“ und nicht im Sinne von Schritten oder großen Schritten, sondern fast in der Geschwindigkeit des „Fuß-vor-Fuß-Stellens“ sollen sich die Partner einander nähern und dabei den Blickkontakt halten und das Thema im Kopf immer wieder aufrufen.

Wenn für einen Partner die Distanz zum anderen bezüglich der Gedanken und Gefühle zu diesem Thema stimmig ist, bleibt er einfach stehen. Der

Beschreibung der Übung

andere Partner kann schauen, ob für ihn diese Distanz ebenfalls stimmig ist, sonst kann er ggf. weiter vorgehen. Wird einem Partner die Distanz zu eng, die Nähe zu groß, kann er wieder langsam rückwärts gehen. Beide Partner sollen versuchen, eine Distanz auszupendeln. Häufig ist es nicht möglich, eine gemeinsame Nähe oder eine gemeinsame Distanz zu finden. Es gibt dann ein wiederkehrendes Hin und Her, was bei den Partnern auch entsprechende Gefühle und Gedanken auslöst.

Th. beendet die Übung und wertet mit beiden PartnerInnen die Übung aus.

Nähe-Distanz auspendeln II

Autor/-in

Steffen Fliegel

Ziel der Übung

Nähe bzw. Distanz zu einem Thema (Mensch, Sache, Erlebnis/Erfahrung usw.) imaginär bzw. virtuell herstellen.

Zielgruppe

Erwachsene, Jugendliche

Einsatzmöglichkeiten / Indikationen

Haltung und Einstellungen finden zu den eigenen Gefühlen in Bezug auf ein bestimmtes Thema.

Setting

Einzeltherapie, Gruppe

Bereich/Fokus

Diagnostik, Interventionen, Gefühle, Imaginationen

Dauer der Übung

Mindestens zehn Minuten (ohne Experiment und ohne Auswertung)

Benötigtes Material

Freier Raum von ca. vier bis fünf Metern um einen Stuhl (Gruppe) oder vor einem Stuhl (Einzeltherapie).

Beschreibung der Übung

Die Übung ist ähnlich wie die vorhergehende, nur dass Nähe und Distanz von einer Person zu einem Erlebnis, zu einer aktuellen Sache usw. gefunden werden, damit experimentiert werden kann und neue Erfahrungen möglich werden.

In die Mitte eines Raumes (Gruppe) oder vor eine Wand (Einzeltherapie) wird ein Stuhl gestellt. Dieser Stuhl soll das Thema (die Person, um die es geht, die aktuelle Sache, die vergangene Erfahrung) darstellen.

Pat. wird nun gebeten, sich im Abstand von ca. vier bis fünf Metern von diesem Stuhl entfernt aufzustellen, zunächst den Blick nach unten zu richten oder die Augen zu schließen und das Thema mit Bildern vor dem inneren Auge wachsen zu lassen.

Dann wird Pat. gebeten, mit dem Stuhl Kontakt aufzunehmen, den Stuhl anzuschauen, sich auf diesem Stuhl Person, Sache, Erfahrung usw. (Thema) vorzustellen und so dicht in ganz kleinen Schritten auf den Stuhl zuzugehen, wie Nähe oder Distanz im Moment gefühlt werden. Wenn Pat. seinen Zielpunkt erreicht hat, wertet Th. die Gefühle, Gedanken, Körperreaktion usw. mit Pat. aus.

Je nach Motivation dieser Intervention kann Pat. dann gebeten werden, im Sinne einer Konfrontation/eines Experimentes näher auf den Stuhl (auf das Thema) zuzugehen oder von dem Thema wegzugehen. Jeder dann erfolgte Schritt wird in dieser Situation ausgewertet.

Netzwerkpflege

Autor/-in	Matthias Hermer
Ziel der Übung	Analyse des sozialen Netzwerks; Wahrnehmung von sozialer Unterstützung, aber auch Netzwerkdefiziten; Entwicklung und Umsetzung konkreter Schritte zur Pflege und zum Ausbau des sozialen Netzwerks.
Zielgruppe	Erfahrungen bestehen mit Erwachsenen.
Einsatzmöglichkeiten / Indikationen	Keine Kontraindikation
Setting	Alle Settings; das Vorgehen kann problemlos an das jeweilige Setting angepasst werden.
Bereich/Fokus	Entwicklung befriedigender sozialer Beziehungen; Abbau von Einsamkeit
Dauer der Übung	Je nach Setting und Differenziertheit der Analyse mehrere (Teil-)Sitzungen
Benötigtes Material	Netzwerkkarte

Beschreibung der Übung

Es handelt sich um eine Intervention in mehreren Schritten:

1. Pat. wird in die Technik der Netzwerkanalyse eingeführt (s. Straus & Höfer, 1998).

2. Er erstellt – zusammen mit dem Therapeuten oder als Hausaufgabe – eine Netzwerkkarte. Dazu kann auf ein vorgefertigtes Netzwerkformular zurückgegriffen werden, in das Pat. seine Kontaktpersonen einträgt und durch Zusatzmerkmale charakterisiert. Die Karte setzt sich aus verschiedenen Sektoren zusammen (Familie, Freunde, Arbeitsplatz ...).

3. Die Netzwerkkarte wird unter dem Blickwinkel von Netzwerkstrukturen, vorhandener sozialer Unterstützung und sozialen Defiziten besprochen. Hilfreich sind dabei Prüffragen (s. Roth et al., Anlage M9). Die Analyse kann im Einzelsetting, aber auch in Gruppen erfolgen. Letzteres hat den Nebeneffekt, dass mehrere Pat. in die Bedeutung sozialer Unterstützung eingeführt werden und ihre Netzwerkpflege überprüfen können.

4. Aus der Netzwerkanalyse werden Veränderungswünsche abgeleitet (s. Roth et al., Anlage M13).

5. Konkrete Handlungsschritte, um das soziale Netzwerk positiv zu verändern, werden entwickelt.

6. Sofern zur Umsetzung Kompetenzen fehlen, werden im Sinne eines Kompetenztrainings notwendige soziale Fertigkeiten eingeübt (einzeln oder in einem parallel laufenden sozialen Kompetenztraining).

7. Die Realisierung der angestrebten Veränderungen wird in den nächsten Sitzungen evaluiert, gegebenenfalls auftretende Probleme analysiert.

Die Idee ist wesentlich aus Straus & Höfer sowie Roth et al. (s. u.) entlehnt.

Beschreibung der Übung

Straus, F. & Höfer, R. (1998). Die Netzwerkperspektive in der Praxis. In B. Röhrle, G. Sommer & F. Nestmann (Hrsg.), *Netzwerkinterventionen* (S. 77–95). Tübingen: dgvt-Verlag.

Roth, A., Möhrlein, H. & Röhrle, B. (1999). *Einsamkeit bewältigen.* Tübingen: dgvt-Verlag.

Quellenangabe oder weiterführende Literatur

Paradoxe Intention

Autor/-in

Alexander Noyon

Ziel der Übung

Durch die paradoxe Intention kann zu verschiedenen Symptomen (v. a. aus dem Bereich der Angststörungen) eine therapiebegünstigende Distanz aufgebaut werden.

Zielgruppe

Erwachsene

Einsatzmöglichkeiten / Indikationen

Soziale Phobien, spezifische Phobien, Schlafstörungen. Nur bei Pat. einsetzbar, die auf humorvoll-provokative Interventionen ansprechen!

Setting

Einzeltherapie

Bereich/Fokus

Kognitive Technik

Dauer der Übung

Die Erarbeitung des Verfahrens und das Einüben nimmt mehrere Therapieeinheiten in Anspruch.

Beschreibung der Übung

Die paradoxe Intention ähnelt einer Symptomverschreibung und wird deshalb oft mit dieser verwechselt, unterscheidet sich jedoch substantiell.

In der paradoxen Intention wird Pat. aufgefordert, sich das Eintreten des befürchteten Symptoms intensiv zu wünschen. Diese Aufforderung geschieht in einer humorvollen und angstinkompatiblen Weise, um einen Aufschaukelungsprozess im Sinne der „Angst vor der Angst" frühzeitig zu unterbrechen. Anders als bei Symptomverschreibungen, die eine Verschleierung der Behandlungsabsicht voraussetzen, wird bei der paradoxen Intention transparent gearbeitet. Pat. wird die Grundidee der paradoxen Intention – also das Aushebeln des ängstlichen Teufelskreises durch den inkompatiblen Humor – in einem Erklärungsmodell vermittelt.

Anschließend gilt das Hauptaugenmerk der Aufgabe, eine möglichst kreative und humorvolle „Formel" für die jeweilige Störung zu finden. Ein Beispiel dafür aus Mavissakalian et al. (1983), die die Wirksamkeit der paradoxen Intention bei Agoraphobien nachgewiesen haben: In der Studie wurde Pat. in der paradoxen Intentionsgruppe in Bezug auf das Symptom „Schwitzen" die Formel „Ich kann nur hoffen, dass die Leute hier in der Gegend gut schwimmen können, denn ich werde wirklich mal so richtig schwitzen" genannt.

Diese Formel macht deutlich, worauf es bei der paradoxen Intention ankommt: Eine humorvolle Übertreibung, die allerdings rein kognitiv erfolgt. Pat. sollen somit nicht wie bei einer Symptomverschreibung versuchen, das Symptom herbeizuführen, sondern sie sollen sich dieses Eintreten in einer absurd-humorvollen Weise nur wünschen. Aufgrund dieser zentralen Komponente sollten sowohl Pat. als auch Therapeut über einen gesunden Humor verfügen.

Beschreibung der Übung

Noyon, A. (2002). Methoden der Logotherapie. In C. Riedel, R. Deckart & A. Noyon (Hrsg.), *Existenzanalyse und Logotherapie. Ein Handbuch für Studium und Praxis* (S. 151–185). Darmstadt: Wissenschaftliche Buchgesellschaft.
Mavissakalian, M., Michelson, L., Greenwald, D., Kornblith, S. & Greenwald, M. (1983). Cognitive-behavioral treatment of agoraphobia: paradoxical intention vs. selfstatement training. *Behavior Research and Therapy, 21*, 75–86.

Quellenangabe oder weiterführende Literatur

Patientin wird zur Kollegin/ Patient wird zum Kollegen

Autor/-in	Steffen Fliegel
Ziel der Übung	Pat. wird zum eigenen Therapeuten/zur eigenen Therapeutin, Perspektivwechsel, Ressourcenaktivierung und Ressourcenstärkung. Besonders hilfreich bei speziellen Analysen, bei Entscheidungsprozessen und bei festgefahrenen Prozessen.
Zielgruppe	Erwachsene
Einsatzmöglichkeiten / Indikationen	Diverse
Setting	Einzeltherapie
Bereich/Fokus	Diagnostik, Interventionen, Möglichkeiten der Problembewältigung aus der Außensicht
Dauer der Übung	Ab fünf Minuten
Benötigtes Material	Ein dritter Stuhl

Beschreibung der Übung

Th. holt einen dritten Stuhl und stellt diesen direkt neben sich. Er wendet sich an den Pat.: „Darf ich Sie einmal bitten, sich neben mich zu setzen?"

Pat. setzt sich auf den freien Stuhl.

Th.: „Frau Kollegin/Herr Kollege, schön, dass ich mich mit Ihnen beraten kann. Sie kennen Frau Müller/Herrn Müller besser als ich. Sie haben M. in der letzten Zeit intensiv begleitet. Sie können recht gut beurteilen, in welcher Situation M. im Moment steckt. Er/Sie hat ja Einiges bereits im Verlauf der Therapie in die Wege geleitet. Jetzt steht er/sie vor einer Entscheidung. Wie würden Sie die momentane Situation von M. einschätzen?"

Pat. wird gebeten, zu sich selbst – aus einer anderen Perspektive – Stellung zu nehmen und ist dabei im Gespräch mit Th.

Diese Übung fördert die Selbsthilfekräfte von Pat., aktiviert ihre/seine Ressourcen und macht sie/ihn zum eigenen Th.

Beschreibung der Übung

Je nach Thema kann dieses Gespräch kürzer oder länger dauern. Für Pat., denen dieses Vorgehen vertraut ist, können manchmal kurze derartige Interventionen hilfreich sein. Nach dem fiktiven kollegialen Gespräch (Pat. in der kollegialen Rolle) wird Pat. wieder auf den Patientenstuhl gebeten und die eigenen Auflösungen werden diskutiert.

Eine solche Übung kann immer wieder im Verlauf der therapeutischen Arbeit dabei helfen, dass Pat. intensiver in die Überlegungen für weitere Therapieschritte einbezogen werden kann.

PatientIn zur Suche nach Problem aufrechterhaltenden Bedingungen einladen

Autor/-in	Steffen Fliegel
Ziel der Übung	Pat. an der Suche nach Gründen für die aktuelle Problematik beteiligen. Aus der Patientensicht ggf. neue Einsichten in das Problem erhalten.
Zielgruppe	Erwachsene
Einsatz-möglichkeiten / Indikationen	Vor allem Verhaltenstherapie, bereits genauer beschriebene Problematik (Konsens zwischen Th. und Pat. bzgl. des zu behandelnden Problems) günstig, wenn für Problematik von Pat., z. B. Ängste, Depressionen, Zwänge, sexuelle Störungen, vielfach bekannte Gründe existieren. Nur anzuwenden bei Pat., die reflektieren können und offen sind für sehr unterschiedliche mögliche Bedingungen ihrer Probleme.
Setting	Einzeltherapie, Gruppe
Bereich/Fokus	Diagnostik
Dauer der Übung	Eine Therapiesitzung
Benötigtes Material	(Kartei-)Kärtchen
Beschreibung der Übung	Th. sollte sich im Vorfeld dieser Intervention mit häufig existierenden Gründen/aufrechterhaltenden Bedingungen der psychischen Problematik von Pat. beschäftigen und umgangssprachliche Formulierungen für die Beschreibung und Erklärung dieser Bedingungen kennen. Th. erklärt Pat.: „Aus unserer Erfahrung gibt es für das Problem, weswegen Sie in die psychotherapeutische Behandlung gekommen sind, verschiedene mögliche Gründe. Diese Gründe beziehen sich vor allem darauf, warum Ihr Problem heute existiert. Ich möchte Ihnen einmal einige wichtige solcher Gründe beschreiben. Hören Sie einfach einmal zu und schauen Sie, ob Sie bei einem oder bei mehreren dieser Gründe für sich persönlich fündig werden. Nach jedem möglichen Grund, warum Ihr psychisches Problem (Ihre Angst, Ihre Zwänge, Ihre Depressionen, Ihre sexuellen Störungen) heute existent sein könnten, nach jedem möglichen Grund, den ich Ihnen beschrieben habe, werde ich diesen Grund auf ein Kärtchen schreiben und

Beschreibung der Übung

Sie können Gedanken, die Sie dazu haben, ebenfalls auf dieses Kärtchen schreiben. Anschließend werde ich mit Ihnen über Ihre Gedanken sprechen.

Lehnen Sie sich bitte jetzt in Ihrem Stuhl zurück und hören Sie mir einen Moment zu."

Th. beschreibt nun nacheinander mögliche Gründe für das psychische Problem. Nach jedem beschriebenen Grund wird dieser als Stichwort auf ein Kärtchen geschrieben und Pat. hat die Möglichkeit, eigene Gedanken auf diesem Kärtchen hinzuzufügen.

Anschließend tauschen sich Pat. und Th. über diese Gedanken aus.

Am Beispiel einer einfachen Phobie (Angst vorm Autofahren) könnte eine solche Beschreibung wie folgt lauten:

„Phobische Ängste entstehen häufig aus einem schlimmen oder sehr unangenehmen Erlebnis heraus. Menschen, die Angst vor dem Autofahren haben, haben oft selbst einen Unfall gehabt oder wichtige Menschen in ihrer Umgebung haben einen Unfall gehabt. Diese unangenehme Erfahrung setzt in der Psyche des Menschen einen Lernprozess in Gang, bei dem z.B. das Auto oder das Autofahren mit sehr unangenehmen Gefühlen besetzt wird. Auch wenn der wirkliche Unfall lange zurückliegt, ruft der Anblick des Autos oder der Gedanke an das Autofahren Angstgefühle hervor. Autofahren wird immer auf bestimmte Strecken oder bestimmte Tageszeiten beschränkt usw., alle Alarmsituationen werden vermieden. Diese Vermeidung kann sich fortsetzen, sodass am Schluss die Angst des betroffenen Menschen so groß ist, dass er gar nicht mehr Auto fährt. Sicherlich gibt es beim Autofahren immer das Restrisiko eines Unfalls, das aber für alle Auto fahrenden Menschen gleichermaßen gilt. Durch das massive Vermeiden können jetzt aber keine neuen Erfahrungen mehr gemacht werden, z.B., dass der damalige Unfall eine Ausnahmesituation war, dass die betroffene Person eigentlich sehr gut Auto fahren kann. Durch die Vermeidung hat die Angst keine Chance, weniger zu werden bzw. ganz zu verschwinden. Würde die betroffene Person den Versuch machen, Auto zu fahren, würde die Angst möglicherweise ganz stark auftreten, und diese starke Angst würde wieder ein ‚Beweis' dafür, dass alles, was mit Auto und Autofahren zu tun hat, ganz schlimm ist. Also wird wieder vermieden –.

Der erste Grund könnte also heißen: *Vermeidungsverhalten.*

Ein zweiter wichtiger Grund für phobische Ängste sind die Gedanken. Häufig haben Personen, die Ängste haben, noch Gedanken, die negativ sind und die Angst fördern, statt bei der Bewältigung der Ängste zu helfen. Durch Angst fördernde Gedanken könnten sein: Die Angst wird so stark, ich

Beschreibung der Übung

werde sie nicht aushalten können. Auto fahren ist ganz schlimm. Wenn ich fahre, werde ich wieder einen Unfall bauen. Der nächste Unfall könnte tödlich ausgehen usw.

Vielleicht ist es für Sie nachvollziehbar, dass solche Gedanken Ängste eher stärken können.

Der zweite Grund, warum Ängste da sind, könnte also heißen: Angst fördernde Gedanken.

Der dritte Grund ist etwas schwieriger zu erklären. Es geht darum, dass Ängste, die sehr stark sind und über eine lange Zeit ein Begleiter im Leben waren, auch eine wichtige Bedeutung erlangen können. Stark und lang andauernde Ängste können z. B. das Leben sehr stark einschränken. Sie können Einfluss auf die Berufsausübung nehmen, auf die Partnerschaft, auf das Selbstbewusstsein, welche Möglichkeiten es für Freizeitgestaltung gibt, wie das Leben mit Freunden organisiert wird, die Urlaube gestaltet werden usw. Vielleicht können Sie sich vorstellen, dass wenn die Ängste durch die Therapie bewältigt werden können, bei manchen Menschen nicht nur Freude aufkommt, wenn sie sich dies vorstellen. Die neu gewonnene Freiheit, d. h. das Leben ohne Ängste, kann vielleicht plötzlich die ganzen Einschränkungen und Defizite offenbaren, die durch die Ängste im Laufe der vielen Jahre nach und nach eingetreten sind. Manche Menschen sind darüber so unglücklich, dass sie sich – ich weiß nicht, ob Sie sich das vorstellen können – manchmal lieber das gewohnte Leben mit den Ängsten zurückwünschen, als nun das tiefe Loch bewältigen zu müssen, das sich vor ihnen auftut.

Das heißt, dass die Ängste, deretwegen der Pat. in die Therapie gekommen ist, manchmal vielleicht das ‚geringere Üben' sind, weil noch massivere Probleme und Konflikte ‚hinter der Angst lauern'.

Der dritte Grund könnte also heißen: Die Angst hat eine wichtige Bedeutung im Leben.

Der vierte Grund ist verwandt mit dem eben genannten. So wie Ängste eine Bedeutung im Leben eines Menschen haben können, können sie auch Bedeutung im Leben einer Familie oder einer Partnerschaft haben. Wenn ein Partner oder ein Familienmitglied über viele Jahre sehr starke und das Leben sehr einschränkende Ängste hat, ist der Partner und sind auch häufig die anderen Familienmitglieder betroffen, das heißt, die Partnerschaft und die Familie leben bereits auch seit langer Zeit mit dieser Angst. Nun könnte es sein, dass der Partner oder die Familie sich Sorgen darüber macht, wie sich denn das gemeinsame Leben verändern wird, wenn die Ängste nicht mehr da sein werden. Wenn der Pat. nach Bewältigung der Angst nun ganz viele Anforderungen an den Partner oder an die Familie hätte und nun ganz vieles ganz anders machen möchte, vieles nachholen möchte, kann dies durchaus auch Druck auf die Partnerschaft oder die Familie ausüben.

Beschreibung der Übung

Manchmal kommt es dann vor, dass sich die Partnerschaft oder die Familie lieber mit den Ängsten arrangiert als mit der Ungewissheit, was dann kommt.

Insofern könnten die Ängste also eine wichtige Bedeutung für die Partnerschaft oder die Familie haben.

Der vierte Grund könnte also heißen: Die Partnerschaft/die Familie hält an der Angst fest. (Das Gleiche könnte natürlich auch für andere Beziehungen, zu den Eltern, im Beruf usw. gelten.)

Die fünfte und letzte Karte, die ich jetzt noch habe, ist für den Körper bestimmt. Manchmal, wenn auch in seltenen Fällen, können körperliche Gründe die Angst stärken. Solche Gründe könnten sein Schlafmangel, hoher Koffeingebrauch, bestimmte Medikamente usw.

Ich schreibe also auf die fünfte Karte: Körperliche Ursachen."

Diese Beschreibung für Pat. sollte wirklich als Beispiel und nicht als allgemein gültig für die aufrechterhaltenden Bedingungen von Ängsten verstanden werden. Wichtig ist es auch, dass Pat. nicht davon ausgeht, dass Th. eben seine Gründe beschreibt, sondern bei anderen Pat. häufige Gründe.

Photoalbum der persönlichen Stärken und Schwächen

Autor/-in	Annette Kämmerer
Ziel der Übung	Analyse persönlicher Ressourcen
Zielgruppe	Alle Altersgruppen
Einsatzmöglichkeiten / Indikationen	In allen Therapiephasen, in denen es um die Erarbeitung von Ressourcen geht.
Setting	Für einzeltherapeutische Prozesse ebenso geeignet wie für Gruppen.
Bereich/Fokus	Kognitive Differenzierung intrapersoneller Kompetenzen, Bewusstmachung von Ressourcen
Dauer der Übung	Variabel zu gestalten, auch als „Hausaufgabe" geeignet.

Beschreibung der Übung

In einem „imaginativen Photoalbum" der persönlichen Stärken sucht der Patient/die Patientin nach Beispielen für das, was er/sie bei sich selbst als Fähigkeit, als Ressource, als Stärke erlebt.

Mindestens drei Beispiele sollten gefunden werden. Wichtig ist, diese in einen konkreten Verhaltenskontext einzubetten: Wie fühlt sich die betreffende Person, wenn sie diese Fähigkeiten spürt, in welchem Kontext und mit welchen Personen kommen sie zum Ausdruck, wer reagiert wie darauf? Etc.

Das Gleiche sollte dann mit einem „imaginativen Photoalbum" der persönlichen Schwächen passieren. Auch hier sollten mindestens drei Beispiele gefunden werden, die ebenfalls in ihrem situativen und verhaltensbezogenen Kontext exploriert werden sollten.

In einem dritten Schritt werden dann folgende Überlegungen angestellt:

- Welche Schwächen sind in den Stärken verborgen?
- Und welche Stärken haben die Schwächen?

Diese Analyse der möglichen Implikationen eigener Stärken und Schwächen erhält ein großes Potential an kognitiven Umstrukturierungsmöglichkeiten, weil es neue Sichtweisen auf vertraute Selbstkonzeptanteile beinhaltet.

Anmerkung: Die Metapher des „Photoalbums" ist sinnvoll, weil sie eine gewisse Selbstdistanzierung ermöglicht, die es erlaubt, sich selbst wie von

Beschreibung der Übung

außen zu sehen und zu sich selbst dadurch eine beobachtende Perspektive einzunehmen.

Quellenangabe oder weiterführende Literatur

Angeregt von Dipl.-Psych. Axel Mecke

Platz schaffen

Autor/-in	Martina Belz
Ziel der Übung	Diese Übung hilft Pat., die Schwierigkeiten haben, in einer Sitzung ein passendes therapeutisches Thema zu fokussieren und dranzubleiben. Mit dieser Übung können TherapeutInnen ihren Pat. helfen, einen Weg zu finden, der es ihnen ermöglicht, eine Distanz zum Problem zu entwickeln und aufrechtzuerhalten, die den Pat. arbeitsfähig hält.
Zielgruppe	Pat., die – insbesondere in der Anfangsphase der Therapie – kein Thema finden, an dem sie arbeiten wollen, oder Pat., die von Themen oder Gefühlen überflutet werden.
Einsatzmöglichkeiten / Indikationen	Besonders geeignet für Pat., die Probleme haben ein bestimmtes Thema in der Therapie zu fokussieren.
Setting	Einzelsetting
Bereich/Fokus	Emotionen
Dauer der Übung	Bei Pat., die ohne klares Thema in die Sitzung kommen, dauert die Übung oft nur ein paar Minuten. Mit einem überfluteten, höchst gestressten Patienten kann sich die Übung über mehrere Sitzungen hinziehen.
Benötigtes Material	Therapieraum mit normaler Ausstattung
Beschreibung der Übung	Zuerst muss der Therapeut das Problem markieren. Dies kann darin bestehen, dass Pat. blanko (ohne Arbeitsauftrag) oder überflutet und konfus oder völlig desorganisiert und festgefahren in die Therapie kommt. Der Therapeut lädt den Pat. ein, seine Aufmerksamkeit nach innen zu lenken. Danach bittet er ihn, kurz die Dinge aufzulisten, die ihn davon abhalten, sich gut zu fühlen, bis auf mehrfache Nachfrage (Noch etwas?) keine weiteren Aspekte mehr genannt werden. Nach der Nennung jedes Problems wird der Pat. gebeten, sich vorzustellen, dieses Problem für einen Moment zur Seite zu stellen (entweder es in die Ecke des Therapieraums oder in den Flur zu schieben, es in eine Kiste zu packen oder in einen Schrank, der abgeschlossen werden kann). Der Therapeut versichert sich, dass dies dem Pat. gelungen ist, und geht dann weiter zum nächsten Problem, das an einem sicheren Ort verstaut werden soll. Wenn keine spezifischen Probleme mehr genannt werden, versichert sich der Therapeut, dass es keine zusätzlichen Hintergrundprobleme mehr gibt.

Der Therapeut gibt dem Pat. daraufhin die Möglichkeit, die so entstandene Erleichterung und Freiheit wahrzunehmen und dabei zu bleiben. An dieser Stelle kann der Therapeut mit dem Pat. auf eine Generalisierung des neu geschaffenen Freiraums und einen Transfer in den Alltag hinarbeiten. Gleichzeitig kann mit dem Pat. geprüft werden, welches der weggepackten Probleme und Sorgen als Erstes in der Therapie bearbeitet werden soll und kann. Dieses kann dann in einem nächsten Schritt für die therapeutische Arbeit ausgewählt werden.

Beschreibung der Übung

Elliott, R., Watson, J., Goldman, R. & Greenberg, L. S. (2004). *Learning Emotion-Focused Therapy.* Washington, DC: APA.

Quellenangabe oder weiterführende Literatur

Die Problemebenen durch Stühle lebendig machen

Autor/-in	Steffen Fliegel
Ziel der Übung	Auseinandersetzung mit Gedanken, Gefühlen, Körperreaktionen, Verhalten usw.
Zielgruppe	Erwachsene
Einsatzmöglichkeiten / Indikationen	Diagnostik, Veränderungsplanung
Setting	Einzeltherapie, Gruppe
Bereich/Fokus	Gefühlsebenen
Dauer der Übung	Eine Therapiestunde inkl. Auswertung
Benötigtes Material	Größerer Therapieraum, Stühle

Beschreibung der Übung

Für das zu erarbeitende Thema wird ein Stuhl in die Mitte des Raumes, ca. eine Meter von der Wand entfernt, mit Sitzrichtung in den Innenraum gestellt. In einem halbrunden Kreis werden mit einem Abstand von ca. zwei bis drei Metern vom Themenstuhl entfernt mehrere Stühle mit Sitzrichtung zum Themenstuhl aufgestellt. Der Abstand zum Themenstuhl ist gleichmäßig.

Pat. soll sich mit seinem Thema (z. B. Trauer, Angst, Familienkonflikt usw.) auf den Stuhl in der Mitte setzen. Th. beschreibt Pat. die Namen der Stühle im Halbkreis, z. B. ihr Körper, ihre Gefühle, ihre Gedanken, ihr Verhalten oder anders: „Was geht Ihnen an Gedanken durch den Kopf? Wie reagiert Ihr Körper? Welche Gefühle verbinden Sie damit? Was würden Sie am liebsten tun oder was tun Sie?“

Pat. nimmt nun nacheinander (ggf. in selbst gewählter Reihenfolge) auf den im Halbkreis gestellten Stühlen Platz und beschreibt in Bezug auf sein Thema die jeweilige Ebene. Mit dieser Aktivierung und Konkretisierung der Ebenen kann dann entsprechend bestimmter Fragestellungen gearbeitet werden, z. B.: Welche Ebene steht im Widerspruch zu einer anderen, welche Ebene ist die besonders belastende, welche Ebene bedingt die andere(n)?

Bei der *Gruppenübung* können die GruppenteilnehmerInnen, von Pat. benannt, auf die Stühle gesetzt werden. Pat. erklärt dann dem jeweiligen Teilnehmer, wie diese Ebene aussieht, was sie/er zu spielen hat usw. Th.

arbeitet dann interaktiv zwischen Pat. und TeilnehmerInnen auf den jeweiligen Stühlen entsprechend der Fragestellung.

Beschreibung der Übung

RegisseurIn der körperlichen Berührung

Autor/-in
Arndt Linsenhoff

Ziel der Übung
Unterbrechen von „automatisierten" körperlichen Berührungen, Sensibilisierung für das erwünschte Maß und die erwünschte Art der Berührung

Zielgruppe
Paare jeden Alters

Einsatzmöglichkeiten / Indikationen
Wenn bei dem einen oder beiden Partnern jede Art von körperlicher Berührung aversiv geworden ist, nachdem diese über längere Zeit nicht nach den eigenen Bedürfnissen gesteuert wurde – z. B. nach Fruchtbarkeitsbehandlungen oder auch nach Anpassung des einen Partners an den „sexuell Erfahreneren" anderen.

Setting
Paartherapie

Bereich/Fokus
„Hausaufgabe", die in der Sitzung nachbesprochen wird, Verhalten, Kognition, Emotion

Dauer der Übung
Soll von der „Regie führenden Person" selbst bestimmt werden.

Beschreibung der Übung
Nach dem Herausarbeiten der Gründe, warum von einem oder beiden Partnern jede Berührung aversiv empfunden wird, ergibt sich als Bilanz, dass der bisherige Stil der Körperlichkeit zwar seine guten Gründe hatte, aber einen von beiden oder sogar beide von den eigenen Bedürfnissen weggeführt hat.

Daraufhin wird vorgeschlagen, dass Der-/Diejenige(n), die keinerlei Lust auf körperliche Berührungen hat/haben, jetzt zum „Regisseur" wird/werden. Das heißt, er/sie bestimmt/bestimmen

- den Ort (Wohn- bis Schlafzimmer) inkl. der Beleuchtung
- Position (sitzend, liegend etc.)
- Maß des Angezogenseins
- Stelle der Berührung (von Hand bis zu intimeren Körperteilen)
- Art der Berührung (mit der Hand oder mit anderem) und Intensität
- Dauer der Berührung

Dieser Vorschlag soll die Aufmerksamkeit auf die *gewünschte* Berührung richten und zum Entdecken und Entwickeln dieses Gewünschten einladen. Bei dem Vorschlag wird deutlich gemacht, dass hier nichts „geschafft" werden muss, sondern dass dies ein *Erproben* ist: Jede Hürde beim Durchführen ist eine neue Information, die in der nächsten Sitzung besprochen werden kann (sei es z. B. das Unwohlsein damit, selbst zu bestimmen, oder die Trauer über die „verlorenen Jahre" etc.).

Anders als beim „Sensate Focus" bei Masters & Johnson wird hier nicht von außen ein gestuftes Lernprogramm mit Ziel Geschlechtsverkehr vorgeschlagen, sondern eine Suche nach dem jeweilig als gewünscht Erlebten.

Beschreibung der Übung

Ressourcenaufbau für kritische Alltagssituationen

Autor/-in	Sabine Rehahn-Sommer
Ziel der Übung	Entwicklung von Ressourcen, die helfen, rasch von einem negativen Stimmungszustand in einen förderlichen, positiven zu gelangen, Verbesserung der Selbstwirksamkeit.
Zielgruppe	Für alle Altersgruppen geeignet
Einsatzmöglichkeiten / Indikationen	Bei allen, eher alltäglichen unproduktiven, hinderlichen, negativen Befindlichkeitszuständen geeignet, die rasch, in den aktuellen Situationen, verändert werden sollen. Kontraindikation: Psychotische Störung; tiefer gehendes und/oder zu ungünstig verstärktes Problemverhalten („Leidensgewinn").
Setting	Einzelarbeit in der Gruppe, Einzeltherapie
Bereich/Fokus	Körper, Kognitionen, Imaginationen, Physiologie, Emotionen, Motorik
Dauer der Übung	Von 15 Minuten bis 50 Minuten, mit nachträglichem, regelmäßigem selbstständigem Üben und ggf. erneuter Durchführung mit Modifikation in weiterer Therapiesitzung.

Beschreibung der Übung

1. Information über die steuernde Funktion negativer und positiver Imaginationen, Wörter und Körperhaltungen auf das folgende Verhalten sowie die Bedeutung der Installation von Ressourcen.

2. Auswahl des negativen Befindlichkeitszustandes, der hier fokussiert werden soll (z. B. Furcht, in der bevorstehenden Mitarbeiter-/Teambesprechung nicht bei sich selbst und der eigenen Position bleiben zu können, was das Ziel des Pat. ist, sondern sich durch die anderen zu sehr beeindrucken, ablenken, niedermachen oder emotional zu nah an sich herankommen zu lassen).

3. Pat. wird zunächst gebeten, mit geschlossenen (oder offenen) Augen so intensiv es geht, diese negativen Gefühle in sich aufsteigen zu lassen (in unserem Beispiel die Furcht und die antizipierten negativen Gefühle und Verhaltensweisen in der Sitzung). Nun soll Pat. die daraufhin auftretenden physiologischen/körperlichen Reaktionen bei sich wahrnehmen und dem Therapeuten beschreiben (z. B.: „Wie fühlen Sie sich?" „Wie ausgeliefert, schutzlos, ohne jede Kontrolle

Beschreibung der Übung

und Distanz, aber auch bedrängt, eingeengt, zittrig, total angespannt ...?").

4. Im vierten Schritt soll Pat. diesem Zustand in einer übersteigerten Körperhaltung Ausdruck geben (z. B. auf dem Stuhl ganz zusammengekrümmt sitzen, Schultern hochgezogen, Arme um sich geschlungen etc.).

5. Wir informieren Pat., dass wir ihn gleich bitten werden, diese Haltung nur für eine kurze Zeitspanne einzunehmen und zu intensivieren, während wir langsam bis fünf zählen, was dann erfolgt.

6. Nach der Zahl 5 erfolgt die Anweisung: „Stopp. Gehen Sie nun schnell und ganz spontan ohne Überlegung in die dieser Haltung genau entgegengesetzte Körperposition. Was fühlen Sie in dieser Position? Versuchen Sie bitte ein Wort oder einen kurzen Satz zu finden, den Sie mit diesem Zustand verbinden" (z. B. könnte genannt werden: Ruhe, Distanz, Freiheit, durchatmen, lehne mich zurück ...). Der Therapeut kann hierbei (falls nötig) in der Weise helfen, dass er seine Beobachtungen benennt und damit Anregungen für die Begriffe gibt (z. B.: „Ich habe beobachtet, dass Sie sich zurückgelehnt, sich aufgerichtet und tief durchgeatmet haben. Stimmt das, könnte das wichtig sein?"). Pat. sollte aber, wie überhaupt bei dieser Übung, so viel wie möglich seine eigenen Ideen entwickeln, damit er es nachher tatsächlich als Ergebnis seiner eigenen Arbeit und als Teil seiner Ressourcen erlebt.

7. Nun folgt eine Wiederholung. Zuerst wird erneut die negative Körperposition eingenommen, dann – nach der Zahl 5 – die positive Position, jetzt jedoch unter lautem Aussprechen des positiven Wortes oder Satzes. Weiterhin soll Pat. die zentralen Merkmale der positiven Körperhaltung explizieren (z. B. zurücklehnen, durchatmen).

8. Wir bitten Pat., sich in dieser positiven Körperhaltung Zeit dafür zu nehmen, ob ihm bestimmte schöne Bilder/Erinnerungen einfallen, die mit diesem Befinden assoziiert sind (z. B. Urlaubserinnerungen oder eine Melodie oder ein Bild).

9. Ist dies gelungen, soll Pat. sich überlegen, ob es ein konkretes, *anfassbares* Symbol für diese(s) positive Erinnerung/Bild gibt, das er in der hier fokussierten Problemsituation (nur für ihn fühlbar, riechbar oder sehbar) verwenden könnte.

10. Abschließend fassen Pat. und Therapeut die Ergebnisse der Arbeit zusammen und leiten die Konsequenzen für die fokussierte Problemsitu-

Beschreibung der Übung

ation ab (z.B. sich vor der Sitzung ein wenig Zeit zu nehmen; sich im Stuhl zurückzulehnen, durchzuatmen, das Wort „Freiheit" zu sagen und beispielsweise den Schnürsenkel des Wanderschuhs in der Hosentasche zu berühren, der an die wundervollen Freiheits-, Stärke- und Erfolgsgefühle einer früheren Wanderung erinnert). In der Sitzung dann immer wieder auf die eigene Körperhaltung achten (z.B.: „... sobald ich nach vorne gehe, fest werde, flach atme – zurücklehnen, durchatmen, in der Tasche den Schnürsenkel tasten, das Wort ‚still' oder ‚ruhig' oder ‚entspannt' sagen ...").

11. Um dies als Ressource zu installieren, ist es wichtig, dass Pat. die Übung regelmäßig möglichst einmal täglich durchführt. Der Therapeut regt ihn an, sich zu überlegen, wann am Tag er dies tun kann, und vereinbart die Hausaufgabe. In der folgenden Therapiesitzung können anhand der Auswertung der Hausaufgabe und auch des Einsatzes in der konkreten Problemsituation Korrekturen und Generalisierungsüberlegungen vorgenommen werden.

Quellenangabe oder weiterführende Literatur

Selbstständige Weiterentwicklung einer Übung von S. Foster, dargestellt in *Integrating positive psychological applications into EMDR resource development.* Skript vorgestellt am 27. März 2004 in Kassel, March 27, 2004.

Foster, S. (2002). Enhancing peak potential in managers and leaders: Integrating findings from sport psychology. In R. L. Lowman (Ed.), *The California School of Organizational Studies Handbook of Organizational Consulting Psychology: A Comprehensive Guide to Theory, Skills, and Techniques* (S. 212–231). San Francisco: Jossey-Bass.

Die Ressourcen-Waage

Autor/-in

Friedrich Kapp

Ziel der Übung

Gemeinsames Erarbeiten und Verdeutlichen von Ressourcen, die bei Pat. vorhanden sind bzw. im Verlauf der Therapie erarbeitet werden sollen/können, um akute oder chronische Belastungen auszugleichen und wieder in die „innere Balance" zu kommen.

Zielgruppe

Für alle Altersgruppen geeignet. Besonders bei Pat. mit „objektiven" Belastungen, die nicht einfach veränderbar sind.

Einsatzmöglichkeiten / Indikationen

Insbesondere Therapiesituationen, in denen der Umgang mit „schweren" Belastungen problematisch ist. Je nach Kreativität der Pat. ist es notwendig, als TherapeutIn Ressourcen bei Pat. selbst zu generieren (z.B. bei depressiven Pat.).

Setting

Vor allem Einzeltherapie, bei entsprechender Thematik („Belastungen") auch Paartherapien.

Bereich/Fokus

Ressourcenaktivierung

Dauer der Übung

Es ist sinnvoll, sich bei dieser Übung Zeit zu lassen und unbedingt mit der Ressourcensammlung erst aufzuhören, wenn „Balance" gefunden ist (ca. eine Therapiestunde).

Benötigtes Material

Waage (z.B. Apothekerwaage), Symbole für Belastungen (z.B. Steine) und viele verschiedene „Gegengewichte" (z.B. „Helfersteine"). Symbolisches Material kann von Pat. auch selbst gesucht/mitgebracht werden (i.S. einer Therapieaufgabe).

Beschreibung der Übung

Gemeinsam mit Pat. wird für die thematische „Belastung" ein symbolisierender Gegenstand ausgesucht und auf die eine Waagschale gelegt (z.B. ein schöner schwerer Stein; ich habe hierfür verschieden große Pyritwürfel gesammelt). Diese Belastung lässt sich vielleicht nicht wegnehmen oder verändern (z.B. chronische Erkrankung, Tod einer geliebten Person, Traumata in Lebensgeschichte) – aber vielleicht besser (er-)tragen mit Hilfe vorhandener und/oder zu erschließender Ressourcen.

Pat. wird gebeten zu überlegen, was ihr hilft oder in Zukunft helfen kann, *mit* dem erlittenen Leid wieder in die innere „Balance" zu kommen, wodurch die Belastungen eventuell „ausgeglichen" werden können. Pro Ressource wird auf die andere Waagschale ein kleinerer symbolisierender Gegenstand gelegt, so lange, bis die Balance hergestellt ist (z.B. schöne

Beschreibung der Übung

gesammelte Kieselsteine vom Strand oder kleine Halbedelsteine aus dem Fachhandel).

Wichtig: Bei der Auswertung ist unbedingt herauszuarbeiten (eventuell Aufschreiben als konkrete Therapieaufgabe bis zu nächsten Stunde), wie die identifizierten Ressourcen konkret in den Alltag zu transferieren sind.

Persönliche Erfahrung: Die Übung, die ich häufig schon in den probatorischen Sitzungen mache, bleibt Pat. sehr gut im Gedächtnis (gibt Hoffnung in „demoralisiertem" Zustand, ist haptisch sinnlich, zeigt aber auch, dass man die Ressourcen – manchmal mühsam – suchen muss, es sich jedoch – zumal in der Fülle – als Gegengewicht lohnt.

Quellenangabe oder weiterführende Literatur

Die Idee mit der „inneren Balance" ist uralt (und kann theoriebezogen durchaus kritisch diskutiert werden). Damit so konkret zu arbeiten ist m. W. bislang nicht verbreitet.

Rucksack der inneren Antreiber

Autor/-in

Ilse Müller & Alois Kogler

Ziel der Übung

Klares Hinschauen der Pat. auf die blockierenden Kognitionen, die häufig das Leben sehr beeinflussen, und verändern lernen dieser Kognitionen.

Zielgruppe

Alle

Einsatzmöglichkeiten / Indikationen

Depressionen, Stressproblematik, Ängste

Setting

Einzel-, Paar- und Gruppentherapie

Bereich/Fokus

Je nach Inhalt der zu behandelnden Konflikte können Kognitionen durch grafisches Sichtbarmachen verändert werden.

Dauer der Übung

Eine Stunde

Benötigtes Material

Papier und Bleistift

Beschreibung der Übung

Die Übung haben wir ursprünglich für die Sportpsychologie entwickelt, wo Trainer oft von „Rucksäcken“ oder „Beifahrern“ sprechen, die mit den Sportlern im Wettkampf unterwegs sind. Mit „Beifahrern“ sind irrationale Ideen und blockierende Emotionen gemeint, die den Sportler in seiner Performance behindern.

Zuerst werden mit Pat. die blockierenden und Stress erzeugenden Kognitionen erarbeitet. Im nächsten Schritt arbeitet man heraus, woher diese inneren Sätze kommen. Meist stammen sie aus der Kindheit. Um Pat. das Verstehen darüber zu erleichtern, zeichne ich eine Kindfigur mit einem Rucksack auf dem Rücken, in dem sich Steine befinden (= der innere Antreiber). Wichtig ist auch dabei zu erklären, dass diese „Antreiber“ in der Kindheit häufig wichtig waren, da Kinder den Eltern ja „gefallen“ wollen und daher meist das tun, was die Eltern ihnen sagen. Typische Sätze wie: „Erst die Arbeit, dann das Vergnügen“ oder „Fehler macht man nicht“ erschweren häufig den Alltag der Pat. Solche Sätze hatten in der Kindheit ihre Bedeutung, sind aber für Erwachsene oft hinderlich.

Dann zeichnet Therapeut/in eine erwachsene Figur mit dem Rucksack und den schweren Steinen etwas größer. Damit wird Pat. häufig klar, was sie da ihr Leben lang mitschleppen. Dann fällt es ihnen auch leichter, den inneren Antreiber entweder aus ihrem Rucksack zu verbannen oder ihn zumindest so zu verändern, dass er weniger belastend ist.

Quellenangabe oder weiterführende Literatur

Ellis, A. & Hoellen, B. (2004). *Die rational-emotive Verhaltenstherapie* (2. Aufl., Reihe Leben lernen, Band 112). München: Pfeiffer.

Die Umsetzung war eine eigene Idee.

Die Schatzkiste (Ressourcenkiste)

Autor/-in

Carsten Diener

Ziel der Übung

In Ergänzung zu kognitiven Interventionsstrategien zur Veränderung negativer Selbstbildannahmen, negativer Interpretationsstile und negativ gefärbter Zukunftserwartungen (kognitive Triade) zielt dieses Therapieelement über die sensuell-fassbare Repräsentanz positiver Erfahrungsschätze auf die Etablierung bewältigungsorientierter Denk- und Handlungsstrategien.

Zielgruppe

Erwachsene und ältere Menschen

Einsatzmöglichkeiten / Indikationen

Kognitive Verhaltenstherapie der Depression

Setting

Einzeltherapie

Bereich/Fokus

Ressourcenorientiertes Vorgehen

Dauer der Übung

Mehrere Einzelsitzungen

Benötigtes Material

Alle Materialien, d.h. eine Kiste und die jeweiligen Inhalte, werden von Pat. mitgebracht.

Beschreibung der Übung

Im Verlauf der kognitiven Verhaltenstherapie einer Depression mehren sich zunehmend das Veränderungswissen sowie die Veränderungsmöglichkeiten der Pat. hinsichtlich der depressiven Symptomatik durch den Aufbau positiver Aktivitäten und dem Durchbrechen negativer Gedankenkreisläufe.

Im Sinne eines ressourcenorientierten Vorgehens dient das – im Wortsinne – Begreifbarmachen vorhandener Bewältigungsmöglichkeiten und selbstwertstabilisierender Erfahrungen der festen mentalen Verankerung des individuellen Ressourcenpotentials. Dazu wird Pat. angehalten, eine schöne Kiste zu besorgen, in welche die bislang durch die Therapie initiierten Erfahrungen und Erkenntnisse gelegt werden sollen. Dies setzt voraus, dass beispielsweise mittels Spaltentechnik und sokratischer Gesprächsführung konstruktive Kognitionen bereits etabliert und zentrale, autobiographisch verankerte Grundannahmen behandelt wurden. Vor diesem Hintergrund wird Pat. aufgefordert, zahlreiche positive Lebenssätze und funktionale Bewältigungsstrategien zu formulieren. Wesentlich ist nun, die jeweiligen Sätze mit sinnlichen Eindrücken zu verknüpfen, wozu jeweils nach einem oder mehreren sensuellen Ankern für die gefundenen Sätze gesucht wird.

Beschreibung der Übung

Pat. ist dabei genügend Zeit zur Ausbildung für die zum Teil erstaunlichen Assoziationen zu lassen. Dabei sind in kreativer Weise alle Sinneskanäle einzubeziehen. Beispielsweise könnte Pat. den Satz formulieren: „Ich habe die Fähigkeit, mich über kleine Dinge sehr zu freuen." Als Assoziation beschreibt er eine lustige Situation im Kreise der Familie zu der eine Fotografie existiert. Diese Fotografie kommt in die Schatzkiste. Andere Assoziationen betreffen bestimmte Farben, Gerüche, Töne bzw. ganze Musikstücke oder auch haptische Eindrücke. Gerade auch autobiographisches Material, wie etwa Zeichnungen der eigenen Kinder, Kleidungsstücke usw., sollte unbedingt in die Schatzkiste.

Im Verlauf der Therapie bleibt die Kiste stets geöffnet, damit einerseits immer auch neues Material ergänzt werden kann und andererseits in problematischen Situationen Materialien aus der Kiste als „Helfer" eingesetzt werden können. Schließlich dient die Schatzkiste als Rezidivprophylaxe über das Therapieende hinaus.

(Schlecht-)Wetterverstimmungen überwinden

Autor/-in

Sabine Rehahn-Sommer

Ziel der Übung

Abbau der Schlechtwetter-/Herbst-„Depressionen" und der damit verbundenen negativen emotionalen Stimmungen, Kognitionen, physiologischen Reaktionen sowie des Rückzugs- und Vermeidungsverhaltens; Förderung von Achtsamkeit, Sensibilität und Umwertung des/der problemspezifischen Wetters/Jahreszeiten; ggf. Erweiterung der Sicht des allgemeinen Lebenskreislaufs.

Zielgruppe

Für alle Altersgruppen geeignet.

Einsatzmöglichkeiten / Indikationen

Vor allem bei Depressionen nicht-psychotischer Art, die auf Jahreszeiten und das Wetter bezogen und mit starkem Rückzugs- und Vermeidungsverhalten verbunden sind.

Setting

Sowohl in Einzel- als auch in Gruppentherapie möglich.

Bereich/Fokus

Emotionen, Kognitionen, Imaginationen, Physiologie, Motorik

Dauer der Übung

Eine Durchführung dauert ca. 50 bis 70 Minuten.

Benötigtes Material

Regenkleidung, Wetter, das der Pat. als „Ursache" seiner negativen Stimmung erlebt; Umgebung, die das Erleben dieses Wetters besonders intensiv ermöglicht.

Beschreibung der Übung

1 Wie üblich genaue Verhaltensanalyse bezüglich der Stimuli, des kognitiven, imaginativen, emotionalen, physiologischen, motorischen Verhaltens, der Konsequenzen sowie Entstehungsbedingungen.
Beispiel: Auslösende Stimuli sind bestimmte Monate oder/und Wetterverhältnisse wie Regen, Sturm, Dunkelheit, Kälte etc. Diese Stimuli sind schon vorab mit negativen Erwartungen an die Auswirkungen auf das eigene Befinden belegt: „Wenn der Herbst kommt *(= S)*, weiß ich, dass dies ganz traurige, dumpfe, schwere Zeiten für mich sein werden, und ich ängstige mich schon weit vorher und fühle mich dem ohnmächtig ausgeliefert *(= R –Erwart./kogn./emot.)*. Kommen dann diese Zeiten, sehe ich vor allem das Graue, Leblose, Tote *(= Rkogn)*, das macht mir Angst, macht mich manchmal tieftraurig *(= Remot)*, ich werde dann lethargisch, müde *(= Rphys)* und ziehe mich von allem zurück, gehe kaum noch raus, möchte am liebsten nur im Bett bleiben, möchte es sogar vermeiden, aus dem Fenster zu schauen *(= Rmot)*. Dies führt dazu,

Beschreibung der Übung

dass ich mich bald von allem Leben abgetrennt fühle, auch mich selbst kaum noch spüre, außer der Traurigkeit und Dumpfheit *(= C-)*. Andererseits verbinde ich mit diesem Verhalten die Hoffnung, mich vor diesem ‚schrecklichen Wetter' verstecken und damit schützen zu können *(= C-gestr.)*. Meine Mutter erlebte das ähnlich, und außerdem stamme ich aus einer Landschaft, wo solch ein Wetter sehr selten vorkommt *(= Modell; mangelnde Copingerfahrungen)*."

2 Nach Explikation dieser Verhaltensketten wird Pat. die funktionale, Symptom aufrechterhaltende Bedeutung des Vermeidungs- sowie des symptomspezifischen kognitiven und emotionalen Verhaltens verdeutlicht, das heißt, die Erwartung, die Etikettierung sowie die Vermeidungsreaktionen haben die Verstärkung der negativen Stimmungen und des symptomspezifischen Handlungszirkels zur Folge. Eine Überprüfung und Korrektur der Einstellung und Erwartungshaltung wird stattdessen verhindert. Um hier eine Änderung herbeizuführen, wird die Expositionsbehandlung durchgeführt. Das Vorgehen wird Pat. erläutert und die Motivation für die Durchführung aufgebaut.

3 Es wird ein Treffen zu einem Zeitpunkt an einem Ort vereinbart, der die für Pat. spezifischen auslösenden Stimuli beinhaltet, z.B. ein grauer Regentag im Wald mit Pfützen und Matsch. Therapeut und Pat. besprechen vorab die geeignete Kleidung. Schon das kann einen wichtigen Bruch mit dem bisherigen Verhalten bedeuten: Statt notgedrungen „irgend etwas" anzuziehen, wird hier genau hingesehen und entschieden, was diesem Wetter angemessen, bequem, evtl. sogar kleidsam ist, wie z.B. spezielle Stiefel, Jeans, Pullover, Regenjacke, Hut etc. Sind Therapeut und Pat. an dem vereinbarten Ort eingetroffen, fordert der Therapeut den Pat. zunächst auf, seine aktuellen Emotionen, Kognitionen und physiologischen Reaktionen zu schildern, die in aller Regel negativ sind, verbunden mit der Hoffnung auf schnellste Beendigung der Sitzung. Noch einmal wird die Bedeutung von Exposition und Achtsamkeit erläutert. Für die folgende Arbeit wird als Grundregel benannt, sich möglichst viel Ruhe und Zeit zu nehmen und in die Erfahrung einzutauchen.

4 Nachdem Therapeut und Pat. einige Schritte gegangen sind, wird Pat. aufgefordert, seine Augen zu schließen und jetzt gezielt zu hören, was es hier zu hören gibt. Je differenzierter er das tut, desto besser. Therapeut und Pat. machen sich gegenseitig auf noch feinere Unterschiede aufmerksam, z.B. auf das Geräusch fallender Regentropfen.

5 Wieder gehen Therapeut und Pat. einige Schritte weiter. Nun soll Pat. (mit geschlossenen Augen) gezielt seine ganze Aufmerksamkeit auf

seinen Geruchssinn richten und sich Zeit dafür nehmen, die verschiedenen Düfte zu erleben und zu benennen (z. B. den Duft der feuchten Erde, der Tannen etc.).

Beschreibung der Übung

6 Nach weiteren Schritten hat Pat. die Aufgabe, alle Sinne auf das „Spüren" zu richten: Zuerst mit geschlossenen Augen kann er nun die Gefühle auf seiner Haut beschreiben (z. B. Feuchtigkeit, Luftzug etc.).

7 Schließlich wird Pat. aufgefordert, die Augen zu öffnen und sich in Ruhe umzuschauen, dabei sowohl den „Weitwinkelblick" als auch den „Teleblick" zu benutzen und wahrzunehmen, was er an Unterschiedlichem erkennen und benennen kann (z. B. die unterschiedliche Farbe der Moose, die Wolken am Himmel etc.).

8 Nun kann er bei seiner Erkundung auch andere Sinnesmodalitäten einsetzen (z. B. ein vertrocknetes Blatt mit den Händen berühren, daran schnuppern, das Blatt an die Wange legen und es mit der Haut erfahren etc.).

9 Es wird weitergegangen. Pat. soll hierbei versuchen, seine Sinne immer weiter zu öffnen und die großen und/oder kleinen Sensationen um sich herum wahrzunehmen, ganz dabei zu bleiben, ohne Bewertung und ohne „Abdriften" zu inneren ablenkenden Prozessen. Der Therapeut bittet dann Pat., seine jetzige Befindlichkeit zu schildern und zu erkunden, was ihm geholfen hat, sein bisheriges Vermeidungsverhalten zu durchbrechen, seine Achtsamkeit zu intensivieren, und vor allem was dies für sein positives und andererseits negatives Erleben des Wetters etc. bedeutet.

10 Falls es Pat. gelungen ist, sich auf die neuen Eindrücke einzulassen, kann schon an dieser Stelle versucht werden (ansonsten nach den folgenden Expositionsübungen), mit Pat. eine alternative Sichtweise dieses Wetters bzw. dieser Jahreszeit zu erarbeiten. Hierzu bitten wir ihn, spontan positive Begriffe zu nennen, die zu seinen neuen Eindrücken passen (dies könnte z. B. sein: Ruhe, Stille, Zeit des Ausruhens, Zeit der Achtsamkeit, Zeit der Vorbereitung neuen Lebens, Zeit der Innerlichkeit etc.).

11 Für die Rückkehr nach Hause empfehlen wir Pat., diesen Prozess im Sinne eines kleinen Rituals ebenfalls mit Achtsamkeit und Genuss zu begehen: das Wechseln der Schlechtwetter- gegen die nun gewünschte Kleidung, die Entscheidung für eine Tätigkeit, die dem jetzt vorhandenen Bedürfnis entspricht (z. B. warmen Tee kochen, es sich auf der Couch mit einem Buch bequem machen etc.).

Beschreibung der Übung

12 Abschließend werden weitere gemeinsame – bzw. falls schon möglich, selbstständige – Expositionstermine des Pat. vereinbart. Bei selbstständigen Terminen ist darauf zu achten, dass feste Vereinbarungen hinsichtlich möglichst häufiger Durchführungen getroffen werden. Begleitend hat er ein Aktivitäten-Tagebuch zu führen, in dem die Art der Übung, die Häufigkeit, die Konsequenzen etc. notiert werden. An den nachfolgenden Therapieterminen wird dieses Tagebuch besprochen und ausgewertet.

Quellenangabe oder weiterführende Literatur

Von der Autorin selbst entwickelt. Anregung durch Achtsamkeitsübungen (u. a. bei Linehan, Reddemann) und Genussübungen (u. a. Lutz, Koppenhöfer), Expositionstherapie (u. a. Fiegenbaum) und Depressionstherapie (u. a. Beck, Hautzinger).

Schmerzübersetzung

Autor/-in

Axel Mecke

Ziel der Übung

Ein akutes oder chronisches Schmerzempfinden kann gemindert oder aufgelöst werden. Die Übung nutzt das Prinzip der „Synästhesie", der Kopplung zweier Sinnessysteme: Es wird zunächst schrittweise eine enge Kopplung zwischen körperlichem (Schmerz-)Erleben und zugeordneter bildlicher Vorstellung entwickelt und dann zur Veränderung des Schmerzempfindens genutzt.

Zielgruppe

Keine Einschränkung

Einsatzmöglichkeiten / Indikationen

Therapie von Schmerz-Patienten, bei organisch bedingten Schmerzen ebenso wie bei somatoformen Schmerzen und Mischformen.

Setting

Einzeltherapie, mit Einschränkungen auch in Gruppen.

Dauer der Übung

15 bis 20 Minuten

Beschreibung der Übung

1 Die erste Phase der Übung dient der *Entwicklung* einer körperlich-visuellen Synästhesie.
Der Pat. wird gebeten, das aktuelle Schmerzempfinden so genau wie möglich zu beschreiben. Der Therapeut kann nach unterschiedlichen Schmerzqualitäten fragen: „Ist es ein heißer oder kalter Schmerz? Pulsiert er? Hat er einen Rhythmus? Besitzt er ein Zentrum oder ist er gleichmäßig verteilt? Ist er nur in einer Körperschicht oder dehnt er sich biespielsweise in die Tiefe aus? Wie sind seine Begrenzungen, die Übergänge zum Nicht-Schmerz?" Usw.
Der Pat. soll auch die aktuelle Schmerzstärke auf einer Skala von 1 bis 10 einschätzen.
Dann wird der Pat. gebeten, Schritt für Schritt ein imaginiertes Bild des Schmerzes zu entwickeln. Der Therapeut kann wieder nach visuellen Qualitäten fragen, z. B.: „Stellen Sie sich vor, Sie könnten Ihren Schmerz sehen: Welche Farbe hat der Schmerz? Wenn Sie die Farbe außerhalb des Körpers sehen: Welche Form hat das Gebilde? Wie groß ist es? Ist es räumlich? Wie ist die Oberfläche? Wie weit ist es von den Augen entfernt? Ruht es im Raum oder bewegt es sich?" Usw.
Der Therapeut fragt so lange nach, bis die wichtigsten Schmerzqualitäten ihre symbolische Entsprechung als bildliche Qualitäten gefunden haben.

Wichtig: Meistens visualisiert man spontan das Schmerzgebilde zweifach: Im betroffenen Körperteil und außerhalb des Körpers, meistens vor sich.

Beschreibung der Übung

Diesen zweiten Platz außerhalb des Körpers erkennt der Beobachter beispielsweise an der Blickrichtung und den Gesten des Pat. beim Beschreiben. Pat. soll sich auf das Schmerzbild *außerhalb* des Körpers konzentrieren, da die Synästhesie dann deutlich besser für die Veränderung des Schmerzerlebens genutzt werden kann.

2 In der zweiten Phase der Übung wird an der *Veränderung* – zunächst nur des Bildes – gearbeitet, der ausdrückliche Rückbezug auf das aktuelle körperliche Erleben wird erst am Schluss hergestellt. Zunächst soll die Intensität etwas gesteigert werden. Instruktion: „Wenn der (skalierte) Schmerz um einen halben Skalenwert stärker werden würde, wie genau würde sich das im Bild auswirken? Probieren Sie diese Veränderung im Bild aus – wie wirkt das auf Sie?“ (Meistens: „Es wird unangenehmer.“)
Dann soll die Intensität verringert werden. Instruktion: „Bitte verändern Sie das Bild wieder in seine ursprüngliche Form. Wenn nun der Schmerz um einen Skalenwert sinken würde, wie genau würde sich das im Bild auswirken?“ (Ausführlich beschreiben lassen.) „Probieren Sie diese Veränderung *langsam* im Bild aus und führen Sie sie danach langsam weiter, hin zu immer kleineren Skalenwerten – was ändert sich noch im Bild?“ (Ab hier bitte den Pat. ungestört mit dem Bild „spielen“ lassen.) „Welche Farbe kommt als angenehme Farbe hinzu, wenn die Schmerzfarbe weicht?“
Pat. sollte ermutigt werden, das Bild nur so weit zu verändern, „wie der Schmerz das will“, damit eine eventuelle Warnfunktion ausdrücklich zugelassen bleibt.
Schließlich: „Wie ist das Schmerzgefühl jetzt? Auf welchem Skalenwert befindet es sich nun?“ Meistens ist das Schmerzgefühl nun spürbar reduziert und ähnelt eher einem „weißen Schmerz“ (ohne emotionale Ladung), aber selten ist der Schmerz so deutlich reduziert, wie es der Veränderung im Bild entspricht.

Die Übung kann Pat. gut als Schmerzbewältigungstechnik „für Zuhause“ beigebracht werden.

Schnipselübung

Autor/-in

Andreas Veith

Ziel der Übung

Verdeutlichung positiver Reziprozität in Partnerschaften, Klärung von Gefühlen in der Partnerschaft

Zielgruppe

Paare

Einsatzmöglichkeiten / Indikationen

Die Übung kann eingesetzt werden, wenn die Partner bereit sind, positive Aspekte aneinander und in der Partnerschaft anzuerkennen. Sie sollte nicht eingesetzt werden, solange das Streitpotential in der Beziehung noch sehr groß ist oder akute Verletzungen die Formulierung positiver Aspekte behindern oder unmöglich machen.

Setting

Partnerschaftstherapie

Dauer der Übung

Kann in einer Therapiesitzung von 50 Minuten durchgeführt werden.

Benötigtes Material

Ein Blatt Papier, das vorher in Schnipsel gerissen worden ist.

Beschreibung der Übung

Th. bittet die PartnerInnen, jeweils für sich zu überlegen, welche positiven Aspekte ihm/ihr am Partner/an der Partnerin in den letzten ein bis zwei Wochen aufgefallen sind. Das müssen oder sollen sogar keine „großen Sachen" sein, sondern Kleinigkeiten, Alltäglichkeiten. Ein/e PartnerIn soll nun beginnen, diese positiven Dinge dem/der anderen zu sagen. Dabei müssen die PartnerInnen vorher angeleitet werden, bei den positiven Aspekten zu bleiben und nicht gleichzeitig mit dem Lob eine Kritik zu übermitteln. (Z. B.: „Mir hat gut gefallen, dass du – ausnahmsweise mal – vorgestern die Spülmaschine ausgeräumt hast!")

Jede/r PartnerIn bekommt eine Hand voll Schnipsel. Für jedes Lob soll der/die lobende PartnerIn dem/der anderen einen Papierschnipsel geben. Wenn der/die erste PartnerIn alles gesagt hat, was ihm/ihr einfällt, wird gewechselt.

Anschließend erfolgt die Auswertung. Hierbei werden zunächst die Gefühle zu Beginn der Übung expliziert (auf Seiten der/des Lobenden oft Angst, dass der/die PartnerIn das Lob nicht ernst nimmt oder abwertet („... was Besseres fällt dir wohl nicht ein!"), auf Seiten des/der anderen oft Angst, dass dem/der PartnerIn gar nichts einfällt. Daraufhin wird die emotionale Veränderung im Verlauf der Übung expliziert: Meist spüren die PartnerInnen deutliche Erleichterung, wenn dem/der anderen etwas einfällt, dass dann die Bereitschaft, selbst etwas Positives zu sagen, ansteigt und Freude über die Dinge, die dem/der anderen aufgefallen sind. Auf entsprechende

Beschreibung der Übung

Frage des/der Th. stellen sie auch fest, dass sie gerne noch mehr „Schnipsel" bekommen hätten. Anschließend kann an der Übung der Effekt positiver Reziprozität verdeutlicht werden.

Auch wenn es TherapeutInnen manchmal schwer fällt, sollten die Papierschnipsel unbedingt verwendet werden, der Effekt der Übung ist ohne diese Vergegenständlichung des Lobs deutlich geringer!

Quellenangabe oder weiterführende Literatur

Ich selbst habe diese Übung in einem Workshop von Dirk Zimmer gelernt, meinem Wissen nach ist sie in dieser Form nirgendwo beschrieben.

Schuhsoziogramme

Annette Kämmerer	*Autor/-in*
Analyse von Rollenmustern und Beziehungsstrukturen in Gruppen	*Ziel der Übung*
Für alle Altersgruppen geeignet	*Zielgruppe*
In der therapeutischen Arbeit, Selbsterfahrung, Erwachsenenbildung.	*Einsatzmöglichkeiten / Indikationen*
Gruppen	*Setting*
Feed-back-Übung, Analyse der interpersonellen Konstellationen in einer Gruppe, Rollenzuschreibungen: Interpersonelle Schemata werden aktiviert.	*Bereich/Fokus*
Je nach Durchführung zwischen 30 Minuten und zwei Stunden.	*Dauer der Übung*

Beschreibung der Übung

Alle Gruppenmitglieder müssen einen Schuh ausziehen; dieser dient als „Träger der Botschaft" im Verlauf der Übung. Der Gruppenleiter/Therapeut stellt verschiedene Fragen und jedes Gruppenmitglied muss seinen (einen) Schuh vor die Person in der Gruppe stellen, die ihm/ihr als Antwort auf die Frage des Gruppenleiters einfällt. Weil jede Person in der Gruppe ihren zweiten Schuh anbehält, weiß die empfangende Person, von wem der vor ihr stehende Schuh kommt.

Wahlweise kann die Übung auch mit anderen Gegenständen als den Schuhen durchgeführt werden, wichtig ist, dass jedes Gruppenmitglied zwei gleiche Gegenstände in der Hand hält, sodass die Empfängerperson immer weiß, wer der Absender der Botschaft ist.

Beispiele für mögliche Fragen des Gruppenleiters:

- Wessen Lebensgeschichte in der Gruppe hat mich am meisten beeindruckt?
- Mit wem möchte ich mich noch näher austauschen?
- Wer ist mir am ähnlichsten?
- Wer kümmert sich am intensivsten um das Gruppenklima?
- Wen finde ich attraktiv?
- Wem in der Gruppe vertraue ich am meisten? Etc.

Je nachdem kann nach jeder Frage-Antwort-Runde eine Auswertung vorgenommen werden: Wie geht es den betreffenden Personen, die viele/gar keine Schuhe bekommen haben? Besteht mit dem jeweiligen „Absender" der Botschaft noch das Bedürfnis nach Austausch, nach Klärung etc.? Es

Beschreibung der Übung

können aber auch zunächst mehrere Fragen hintereinander gestellt und dann eine Gesamtauswertung vorgenommen werden.

Es hängt von der Art der gestellten Fragen ab, welche Prozesse in der Gruppe ausgelöst werden. Diese können mehr oder weniger intensiv, ernsthaft, anregend oder aufdeckend sein.

Falls von Mitgliedern aus der Gruppe ebenfalls Fragen formuliert werden, sollte hierfür Zeit und Raum sein.

Quellenangabe oder weiterführende Literatur

König, O. (1996). *Macht in Gruppen. Gruppendynamische Prozesse und Intervention*. München: Pfeiffer.

Schwarze Liste

Autor/-in

Hinrich Bents

Ziel der Übung

1. Erhebung diagnostisch und problemanalytisch relevanter Informationen über Störungen des Essverhaltens (Angst und -reaktionen auf „verbotene“ Lebensmittel).
2. Erste Vermittlung von Konfrontations- und Habituationserfahrungen in sensu.
3. Beziehungsgestaltung und Motivationsaufbau.
4. Erstellung einer persönlichen Ziel-Erreichungs-Skala.

Zielgruppe

Pat. mit Essstörungen (Bulimie, Anorexie)

Einsatzmöglichkeiten / Indikationen

Essgestörte Pat. mit Angst vor Gewichtszunahme, die restriktives Essverhalten und andere Maßnahmen zur Gewichtsregulation (Sport, Erbrechen) einsetzen.

Setting

Einzeltherapie, therapeutische Begleitung, diagnostische Phase

Bereich/Fokus

Emotionales Erleben (Angst) bei der Konfrontation in sensu mit problemrelevanten Stimuli (Lebensmittel).

Dauer der Übung

30 bis 45 Minuten

Benötigtes Material

Flipchart, Farbstifte, Kalorientabelle

Beschreibung der Übung

Die Übung, die vor Beginn jeder therapeutischen Intervention durchgeführt wird, dient zunächst dazu, Informationen über die Lebensmittel zu erhalten, die von Pat. aus Angst vor Gewichtszunahme vermieden werden („schwarze Liste“) und die im Laufe der Therapie wieder in den „normalen“ Essalltag integriert werden sollen. Zudem werden erste Habituationserfahrungen vermittelt.

In einem ersten Schritt eruiert die Therapeutin spezifische Lebensmittel, die vermutlich von Pat. nicht mehr gegessen werden. Dieses Erfragen geschieht in Form von möglichst anschaulichen Vorgaben („Wie ist das mit einem Kotelett? Sie wissen: gebraten, mit brauner, leicht glänzender Kruste, der Bratensaft sammelt sich auf dem hellbraunen Fleisch, der Fettrand wird unter der Hitze durchsichtig und fest ...“). Die Pat. entscheidet, ob dieses bestimmte Lebensmittel von ihr vermieden wird und auf die Liste kommt. Sowohl beim betont anschaulichen Erfragen als auch beim Aufschreiben, das unbedingt und gut lesbar durch Pat. erfolgt, erfährt Pat. im Regelfall spürbare Problemaktualisierung (deutliche vegetative Reaktionen,

Beschreibung der Übung

meist Angstkorrelate). Nach und nach wird auf diese Weise aus verschiedenen Lebensmittelgruppen (Fleischprodukte, Milchprodukte, Teigwaren, Obst/Gemüse, Backwaren, Süßigkeiten usw.) eine persönliche „schwarze Liste" von bis zu 50 Items erstellt.

In einem zweiten Schritt wird nun das Angst auslösende Potential jedes Items auf einer Skala von 0 (keinerlei Angst) bis 10 (maximale Angst dick zu werden) eingeschätzt. Die Leitfrage lautet jedes Mal: „Wie stark wäre Ihre Angst dick zu werden, wenn Sie von diesem Lebensmittel eine normale Portion (d. h. das, was man im Café oder Bistro bekommt) essen würden (ohne sich anschließend erbrechen zu können)?" Wiederum wird jedes Item zunächst anschaulich beschrieben. Die Pat. wird beim Durcharbeiten der Liste immer wieder auf bereits eingeschätzte Items rekurrieren, jene mit dem neuen Item vergleichen, evtl. bereits vorgenommene Einschätzungen korrigieren. Im Regelfall werden die Einschätzungen auf eine Dezimalstelle genau vorgenommen. Auch bei diesem zweiten Durchgang erfährt Pat. wiederum deutliche Problemaktualisierungen, möglicherweise nochmals verdeutlicht durch selbstkontrollierte Konfrontationen in sensu. Denn um die Angststärke bei jedem Item genau zu erfassen, ist eine imaginative Annäherung nötig, die mit spürbarem emotional-physiologischem arousal einhergeht. Nur so lässt sich für Pat. im Vergleich erfassen, ob z. B. die Mascarpone-Creme mit einer subjektiven Einschätzung von 8,7 tatsächlich Angst evozierender sein kann als eine Salami, die kurz vorher bei 8,5 eingeschätzt wurde.

Im Laufe der auf diese Weise bis zu hundertmal wiederholten Erfahrungen von Angsterleben aufgrund von Konfrontation wird es während der Übung wahrscheinlich zu Gewöhnungseffekten kommen, das heißt, Pat. kann erste Erfahrungen mit dem Rational von Habituation durch Konfrontation machen. Diese Erfahrungen sind therapeutisch umso wertvoller, als sie zum großen Teil durch selbstkontrolliertes Annäherungsverhalten erworben werden. Die Therapeutin erhält nicht nur sehr differenzierte Informationen über die Angst auslösenden Stimuli, die später zur Vorbereitung von Essensplänen genutzt werden können, sondern erhält durch Verhaltensbeobachtung genauen Einblick in die Reaktionsart und -stärke auf Seiten der Pat. Pat. wiederum erlebt eine Therapeutin, die genaues Interesse an der Problematik der Pat. zeigt und ihr die autonome Entscheidung über das Ausmaß der von den Lebensmitteln ausgelösten Ängste überlässt. Außerdem verfügt Pat. nun über eine sehr genaue schwarze Liste, die nicht nur zur Planung und Schwierigkeitsvorhersage bei Essensübungen sehr gut geeignet ist, sondern auch über den gesamten Therapieverlauf eine persönlich gut abgestimmte Skala darstellt, anhand derer Pat. immer wieder einschätzen kann, wie weit sie in der Therapie fortgeschritten ist.

Quellenangabe oder weiterführende Literatur

Tuschen-Caffier, B. & Florin, I. (2002). *Teufelskreis Bulimie.* Göttingen: Hogrefe.

Seelentank

Ilse Müller	*Autor/-in*
Erkennen der eigenen Gefühle, die zum Wohlbefinden beitragen, und Erkennen, dass diese Gefühle einen Auslöser brauchen.	*Ziel der Übung*
Alle	*Zielgruppe*
Bei allen Suchterkrankungen und Pat., die mit dem Erleben ihrer Gefühle Schwierigkeiten haben.	*Einsatzmöglichkeiten / Indikationen*
Einzel- und Gruppentherapie, auch Paartherapie	*Setting*
Dieses Tankmodell macht einerseits die subjektive Dynamik und Komplexität bei der Entstehung von Süchten grafisch deutlich, andererseits zeigt es bildlich, wie die Person den Weg in die Sucht verhindern kann. Es kann eine klare Sicht auf die eigenen guten Gefühle und deren Auslöser werfen.	*Bereich/Fokus*
Eine Stunde	*Dauer der Übung*
Papier und Bleistift	*Benötigtes Material*

Beschreibung der Übung

Zuerst wird ein Tank gezeichnet, der an vielen Stellen Öffnungen hat.

In diesen Tank werden die Gefühle, die vom Pat. erfragt werden, hineingeschrieben. Die Gefühle sollen angenehme Gefühle sein, wie z.B. Vertrauen, Geborgenheit, Liebe, Freude ...

Anschließend werden dort, wo die Pfeile sind, Tätigkeiten mit dem Pat. erarbeitet und hingeschrieben, die er/sie tun kann, damit diese angenehmen Gefühle entstehen.

Dann kommt der Auftrag, dass Pat. bis zur nächsten Therapiestunde eine Tätigkeit sich vornehmen und beobachten soll, wie häufig und intensiv sie/er dieses Gefühl spürt.

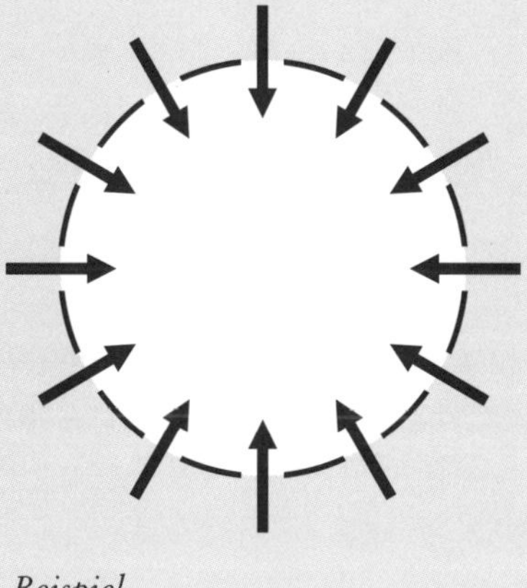

Beispiel

Christoph Lagemann	*Quellenangabe*

Selbst- und Fremdwahrnehmung

Autor/-in	Liselotte Mäni Kogler
Ziel der Übung	Kennenlernen von Gruppenmitgliedern, Warming-up.
Zielgruppe	Alle Altersgruppen
Einsatz-möglichkeiten / Indikationen	Eingangsübung für Gruppen
Setting	Gruppe
Bereich/Fokus	Unterschiede und Gemeinsamkeiten herausarbeiten
Dauer der Übung	20 Minuten
Benötigtes Material	Arbeitsblatt und Postkarte

Beschreibung der Übung

Postkarten werden in Puzzleteile mit benötigter Anzahl zerschnitten. Pro drei bis fünf Personen eine Postkarte. Die Teile werden per Zufall verteilt.

Teilnehmer der Kleingruppen müssen die Partner mit den dazugehörigen Puzzleteilen suchen und in der gefundenen Kleingruppe folgende Fragen bearbeiten:

- Was hast du mit der Gruppe gemein?
- Beruflich?
- Privat?
- Was unterscheidet dich von der Gruppe?
- Beruflich?
- Privat?

In Kleingruppen zu drei bis fünf Personen sollen sich die Teilnehmer zu diesem Thema austauschen und anschließend werden die Ergebnisse in der Großgruppe präsentiert.

Selbstbild in der Kindheit

Liselotte Mäni Kogler

Autor/-in

Die Entwicklung des negativen Selbstbildes bewusst machen, eigene Wertschätzung lernen.

Ziel der Übung

Jugendliche, Erwachsene, ältere Menschen

Zielgruppe

Ausgeprägte Selbstkritik

Einsatzmöglichkeiten / Indikationen

Einzeltherapie

Setting

10 bis 15 Minuten

Dauer der Übung

Pat. wird informiert, dass sich Babys über das Spiegelbild kennen lernen. Er soll sich nun vorstellen, dass er ein Jahr alt ist und von irgendeiner Person (Mutter, Vater, Tante, Onkel, Geschwister, Opa, Oma, Nachbarin ...) auf dem Arm getragen wird, die mit ihm vor dem Spiegel steht und gemeinsam hineinsieht.

Fragen, ob er es sich vorstellen kann. Dann wird gefragt, wer denn mit ihm vor dem Spiegel steht und wie die Person gemeinsam mit ihm hineinschaut – freundlich, lachend, abweisend, kritisch, gestresst usw.

Wenn die vorgestellte Person freundlich in den Spiegel guckt, nachfragen ob Pat. das Gefühl nachempfinden kann und ob er es sich immer wieder holen kann, wenn er in den Spiegel sieht.

Wenn die vorgestellte Person unfreundlich in den Spiegel guckt: Nachfragen, wie sich das anfühlt und ob dieses (negative) Gefühl jetzt auch noch immer aktiviert wird. Gemeinsam mit dem Pat. nachdenken, wie er es sich gewünscht hätte, welche Bedürfnisse er hat, und nachfragen, ob er denn aus der Rolle und Sicht des Erwachsenen sich nun selbst wertschätzend anschauen könne. Nachdenken, was er dazu braucht, um sich wertschätzend ansehen zu können.

Beschreibung der Übung

Bücher von Hilarion Petzold

Quellenangabe oder weiterführende Literatur

Selbstfürsorge

Autor/-in	Rainer Lutz
Ziel der Übung	In unterschiedlichen Bereichen der Therapie soll Selbstfürsorge thematisiert werden.
Zielgruppe	Psychosomatische Pat. und Psychiatrie-Patienten
Einsatzmöglichkeiten / Indikationen	Depression, Typ A-Verhalten, Schmerz-Patienten
Setting	Gruppen-, Einzel- und Paartherapie
Bereich/Fokus	Es wird davon ausgegangen, dass Selbstfürsorge ein zentraler Aspekt aller im weitesten Sinne neurotischen Störungen ist. Das Thema „Selbstfürsorge" kann in unterschiedlichen Techniken, aber auch als Argumentationsfigur einer Therapie thematisiert werden.
Beschreibung der Übung	Selbstfürsorge kann u. a. als Regulativ zwischen Belastung, Askese etc. auf der einen und Wohlbefinden, Genuss etc. auf der anderen Seite begriffen werden. Selbstfürsorge ist ein für sehr viele Pat. relevantes Thema, das in jeder Einzel- oder (zieloffenen) Gruppentherapie angesprochen werden sollte. Selbstfürsorge kann konkretisiert werden in Fragen nach der Freizeitgestaltung, Einrichten von Pausen, hedonistischen Nischen oder Fragen: „Was gönne ich mir? Wie sehr belaste ich mich?" Oberpläne, die ein glückliches und gesundes Leben gestatten, etc. müssen geklärt werden. Bei den Diskursen über Selbstfürsorge ist sehr genau darauf zu achten, was Pat. unter „sich etwas Gutes tun" verstehen. Es muss sehr genau im Einzelfall nachgefragt werden, wie Pat. dies zu Hause umsetzen. Führen Interventionen zu eindeutig positiven Situationen oder werden „neurotische Kompromisse" gemacht? (Beispielsweise wird das Hören von Musik von Pat. generell positiv genannt, tatsächlich aber hört er sich traurige Texte an.)
Quellenangabe oder weiterführende Literatur	Lutz, R. (2000). Euthyme Therapie. In J. Margraf (Hrsg.), *Lehrbuch der Verhaltenstherapie, Band 1* (S. 447). Heidelberg: Springer.

Selbstfürsorge für Mütter

Autor/-in

Rainer Lutz

Ziel der Übung

Auseinandersetzung mit Themen der Selbstfürsorge, Schonung der Ressourcen, angemessene Pausen und verantwortlicher Einsatz der persönlichen Kräfte

Zielgruppe

Erwachsene

Einsatzmöglichkeiten / Indikationen

Wurde durchgeführt vornehmlich bei Müttern in Mutter-Kind-Kureinrichtungen: vielfach belastete Mütter, z. T. mit psychosomatischen Beschwerden (Haushalt, Kinder, Versorgung von Angehörigen). Eine analoge Übertragung auf einen weiteren Personenkreis ist denkbar.

Setting

Gruppe

Bereich/Fokus

Regeln, euthymes Erleben und Verhalten

Dauer der Übung

Drei Sitzungen à zwei Stunden

Benötigtes Material

Handout mit Selbstfürsorgeregeln:

(1) Veränderungen fallen nicht vom Himmel. (2) Veränderungen erfolgen in kleinen Schritten. (3) Veränderungen müssen in das tägliche Leben passen. (4) Veränderungen müssen Spaß machen. (5) Veränderungen müssen erlaubt sein. (6) Es gibt nichts Gutes, es sei denn man tut es.

Beschreibung der Übung

1. Sitzung:
Vorstellen, Bericht, was Selbstfürsorge bedeutet. Vorstellung der Veränderungsregeln: Hausaufgabe: Wie können die Teilnehmerinnen diese Regeln umsetzen – in der Kur, zu Hause?

2. Sitzung:
Besprechung der Hausaufgabe. Thematisieren der Widerstände: Was ist Müttern erlaubt für sich selber zu tun? Durchführung einer positiven Imagination (s. Inselreise). Erläuterung des Konzepts der hedonistischen Nische. Besprechung eines Arbeitsblattes, auf dem Frauen kleine Veränderungsschritte skizzieren und festhalten, wie sie diese kleinen Veränderungen zu Hause umsetzen können.

3. Sitzung:
Besprechung des Veränderungsprojektes, Besprechung der Schwierigkeiten, die auftreten, wenn sie zu Hause selbstfürsorglich mit sich sein wollen. Selbstfürsorge stellt sich als ein therapeutisch ausgesprochen schwieriges

Beschreibung der Übung

Problem bei Pat. heraus. Häufig wird mit „Ja, aber ..." argumentiert. Der Therapeut arbeitet darauf hin, dass Pat. sich die Erlaubnis zur Selbstfürsorge selber geben müssen.

Quellenangabe oder weiterführende Literatur

Leicht, C. & Lutz, R. (1999). „Keine Zeit, keine Zeit ...", Selbstfürsorge für Mütter. In R. Lutz, N. Mark, U. Bartmann, E. Hoch & M. Stark (Hrsg.), *Beiträge zur euthymen Therapie* (S. 149–157). Freiburg: Lambertus.

Der Sicherheitskreis

Autor/-in

Steffen Fliegel

Ziel der Übung

Pat. kann in einem sicheren Bereich agieren.
Pat. kann diagnostische Erfahrungen sammeln und mit emotionalen, kognitiven und Verhaltensänderungen experimentieren.

Zielgruppe

Erwachsene, Jugendliche

Einsatzmöglichkeiten / Indikationen

Keine Kontraindikation.

Setting

Wenn durch Belastung des Themas schützender Raum sinnvoll oder „Ausbruchversuche" oder Übergänge aus Einengungen sinnvoll sind.

Bereich/Fokus

Einzeltherapie, Paartherapie, Gruppentherapie

Dauer der Übung

Unterschiedlich

Benötigtes Material

Ein bis zwei Gardinenkordeln von je mindestens fünf Metern Länge

Beschreibung der Übung

Pat. erhält die Kordel mit der Instruktion, sie auf dem Boden rund um ihren Stuhl, auf dem sie sitzt, zu legen. Dabei soll sie ihren persönlichen Sicherheitsraum legen, in dem nur sie selbst ist, zu dem niemand außer ihr Zutritt hat. Sie soll diesen Raum/Kreis ganz nach ihren Vorlieben und Wünschen gestalten.

Je nach Zielsetzung können auch der/die Th. einen entsprechenden Kordelkreis um ihren Stuhl legen. Im Kreis oder mit dem Kreis kann dann diagnostisch oder therapeutisch gearbeitet werden. Pat. kann zwischendurch gefragt werden, ob der Kreis in der Größe noch stimmig ist, ob eine Vergrößerung oder Verkleinerung sinnvoll oder vielleicht eine Öffnung möglich ist.

Beispielhafte Einsatzsituationen:

- Therapeut arbeitet mit Pat. mit Gewalterfahrungen.
- Pat. (Täter) spürt die Erfahrung, dass ein persönlicher Schutzbereich verletzt wird, z. B. durch langsame Annäherung mit Stuhl oder Kissen an und dann über die Kordel.
- Pat. kann sich nicht gegen ihre Mutter wehren, die immer wieder in ihre persönlichen Lebensbereiche eindringt. Diagnostisch zur Erlebensaktivierung (Exploration von Kognition, Emotion, Körper, was sie tut und

Beschreibung der Übung

was sie am liebsten tun würde). Als Intervention zum Experimentieren mit neuem Verhalten.

- Pat. fühlt sich bei einer Intervention im Therapieraum zu ungeschützt, aber die Intervention soll der möglichen Bearbeitung des ungeschützten Fühlens vorgehen.
- Pat. schämt sich und benötigt zunächst, um das Schamgefühl nicht unterdrücken zu müssen, einen geschützten Raum.

Sicherheitsverhaltens-Experiment

Thomas Heidenreich	*Autor/-in*
Überprüfung, welche Auswirkungen Sicherheitsverhaltensweisen bei verschiedenen Problemen (insbesondere soziale Ängste) haben.	*Ziel der Übung*
Primär Erwachsene, auch mit Kindern und Jugendlichen durchführbar.	*Zielgruppe*
Primär Pat. mit Sozialen Phobien, prinzipiell bei einer Vielzahl von Störungen einsetzbar.	*Einsatzmöglichkeiten / Indikationen*
In der Regel Einzelsetting, kann auch in der Gruppe durchgeführt werden.	*Setting*
Verhaltensbezogene Restrukturierung dysfunktionaler Annahmen	*Bereich/Fokus*
Variabel, Minimum 30 bis 40 Minuten	*Dauer der Übung*
Videokamera und Fernseher/Monitor, Flipchart	*Benötigtes Material*

Beschreibung der Übung

Zunächst wird mit Pat. eine moderat Angst auslösende Situation ausgewählt und detailliert exploriert. Neben Gedanken, Gefühlen und körperlichen Reaktionen in dieser Situation interessieren vor allem Sicherheitsverhaltensweisen, d.h. Verhaltensweisen, mit denen Pat. versucht, das Eintreffen bestimmter befürchteter Konsequenzen zu vermeiden (z.B. Pat. mit der Angst in einem Vortrag stecken zu bleiben lernt ihren gesamten Vortrag auswendig oder liest vollständig vom Manuskript ab). Sicherheitsverhaltensweisen können sowohl offen beobachtbares Verhalten im engeren Sinne betreffen (z.B. Stirn abtupfen, bei Angst zu erröten) als auch kognitive Aspekte (z.B.: „Ich sage mir, dass ich immer hundert Prozent konzentriert sein muss!").

Die relevanten Dimensionen werden schriftlich auf dem Flipchart festgehalten (z.B. Einschätzung von Angst und Anspannung, sichtbare Auswirkungen der Angst wie Erröten, Zittern etc.). Im Anschluss daran wird die Situation im Rollenspiel nachgestellt und auf Video aufgezeichnet (wenn möglich Pat. unbekannte Personen hinzuziehen!), wobei Pat. aufgefordert wird, das Sicherheitsverhalten möglichst stark einzusetzen. Nach der Einschätzung der relevanten Dimensionen erfolgt ein zweiter Durchgang (gleiche Situation!) mit der Aufforderung, das Sicherheitsverhalten diesmal so weit wie möglich wegzulassen. Nach erneutem Rating der relevanten Dimensionen

Beschreibung der Übung

erfolgt entweder eine Videorückmeldung und/oder eine Rückmeldung durch die Interaktionspartner. Abschließend wird mit Pat. erarbeitet, wie die Ergebnisse des Rollenspiels zu interpretieren sind (i. d. R.: „Sicherheitsverhalten hilft nicht oder ist sogar kontraproduktiv", „nicht zutreffende Annahmen können auf diese Art nicht widerlegt werden – z. B.: Wenn ich nicht den Vortrag auswendig gelernt hätte, wäre eine Katastrophe passiert!).

Im Anschluss wird Pat. aufgefordert, entsprechende Experimente in ihrem Alltag durchzuführen und diese anhand eines „Verhaltensexperiment-Tagebuches" (vgl. Literatur) zu protokollieren.

Quellenangabe oder weiterführende Literatur

Stangier, U., Heidenreich, T. & Peitz, M. (2003). *Soziale Phobien. Ein kognitiv-verhaltenstherapeutisches Behandlungsmanual.* Weinheim: Beltz.

Sieben Säulen

Autor/-in
Wolfgang Jänicke

Ziel der Übung
Analyse von Ressourcen, Aufbau von Kompetenzen

Zielgruppe
Erwachsene, Jugendliche, alte Menschen, Kinder

Einsatzmöglichkeiten / Indikationen
Ale psychischen Störungen

Setting
Für jedes Setting geeignet

Bereich/Fokus
Kognitive und emotionale Neubewertung, Förderung positiver Selbstsicht

Dauer der Übung
Einzeltherapie: ca. 30 Minuten
Gruppentherapie: ca. 90 Minuten (je nach Gruppengröße)

Beschreibung der Übung
„Setzen Sie sich bitte auf Ihren Stuhl, die Füße etwas auseinander, fest auf dem Boden, die Hände auf den Oberschenkeln, die Augen leicht geschlossen. Achten Sie darauf, wie Ihr Atem beim Einatmen die Brust hebt und wie sich die Brust beim Ausatmen wieder senkt, hebt und senkt in Ihrem eigenen Atemrhythmus ... und lassen Sie Ihre Füße fest auf dem Boden stehen.

Stellen Sie sich nun vor, dass Ihre Füße (symbolisch für Ihr ganzes Leben) auf den wichtigsten sieben tragenden Säulen Ihres Lebens stehen.

Diese sieben tragenden Säulen verkörpern alle wichtigen
- Talente ... Begabungen ... Stärken ... Fähigkeiten,
- alles, worauf Sie sich stützen können,
- Neigungen,
- Erfolgserlebnisse,
- alles, was Ihnen im Leben Spaß macht,
- alles, was Sie voranbringt,
- das, was Sie zu trösten vermag,
- Dinge und Menschen, die Ihnen ganz besonders wichtig sind,
- alles, was Sie gut können,
- alles, woraus Sie Kraft und Energie schöpfen können.

Machen Sie zunächst eine innere Stoffsammlung von allem Positiven, Angenehmen, von allen Stärken und Talenten, Fähigkeiten und Begabungen, die Sie bisher in Ihrem Leben erfahren oder gepflegt haben.

Beschreibung der Übung

Es geht also darum, dass Sie die sieben tragenden Säulen Ihres Lebens suchen und finden, aus denen Sie Kraft schöpfen können, die Ihr Leben bereichern und sieben wichtige Stützen für Sie darstellen, auf die Sie sich verlassen können ... Denn jeder gesund geborene Mensch hat ursprünglich alles mitbekommen, was er braucht, um einigermaßen gesund und zufrieden leben zu können.

Erinnern Sie sich dabei auch an alle Stärken und Fähigkeiten, die Ihnen Ihre Bezugspersonen, Eltern, Erzieher, Lehrer usw., in Ihrem bisherigen Leben vorgelebt haben. Sicherlich haben Sie von diesen Modellen eine ganze Menge gelernt.

Nehmen Sie sich nun ein wenig Zeit, Ihr Leben nach diesen Kraftquellen zu durchforsten.

Kommen Sie dann mit Ihrer vollen Aufmerksamkeit zurück in den Raum hier."

Für die Anwendung in der Gruppe

„Bitte schreiben Sie nun alle Kraftquellen, Begabungen, Stärken, positiven Aktivitäten usw., die Sie gefunden haben, zunächst auf ein Blatt und tauschen Sie sich dann in der Kleingruppe darüber aus!"

Fragestellung: „Was ist die ‚Lerngeschichte dieser Ressource'?"

Durchführung in der Kleingruppe (vier bis fünf Teilnehmer). Ein Teilnehmer stellt seine sieben gefundenen Ressourcen vor, während die anderen im Halbkreis um ihn herumsitzen und zuhören. Anschließend entscheiden die Zuhörer, welche der genannten Ressourcen ihnen auch für sie selbst in Zusammenhang mit therapeutischem Handeln wichtig erscheint und die sie näher explorieren wollen!

„Worin genau besteht diese Ressource (Verhaltenskompetenzen, Einstellungen etc.) und wie/wodurch konnte diese Ressource erworben/gelernt werden?"

Der Teilnehmer wird dann hinsichtlich der ausgewählten Ressource „verhaltenstherapeutisch" exploriert (ca. 15 Minuten). Dann Wechsel, bis alle Teilnehmer diesen Prozess durchlaufen haben (Dauer der Übung ca. 60 bis 90 Minuten in Abhängigkeit von der Größe der Kleingruppe!).

Quellenangabe oder weiterführende Literatur

Görlitz, G. (1998). *Körper und Gefühl in der Psychotherapie.* München: Pfeiffer.

Spiegelübung

Liselotte Mäni Kogler	*Autor/-in*
Abbau der Selbstkritik	*Ziel der Übung*
Jugendliche, Erwachsene, ältere Menschen	*Zielgruppe*
Selbstwert, Körperschemaprobleme, Lebensübergänge	*Einsatzmöglichkeiten / Indikationen*
Einzeltherapie	*Setting*
Selbstwahrnehmung	*Bereich/Fokus*
20 bis 30 Minuten	*Dauer der Übung*
Ein Spiegel	*Benötigtes Material*

Beschreibung der Übung

Pat. vor den Spiegel stellen lassen und erheben, welche Gefühle und Gedanken vorhanden sind: „Was für ein Gefühl spüren Sie denn jetzt? Ist es angenehm oder unangenehm? Ist es ungewohnt, sich in Anwesenheit einer Person im Spiegel anzusehen? Spüren Sie eine Unsicherheit oder auch Angst? Welche Gedanken gehen Ihnen durch den Kopf?"

Diese Information einfach im Raum stehen lassen und zur körperlichen Beschreibung gehen, indem nachgefragt wird, wie einzelne Körperpartien bewertet werden. „Wie gefallen Ihnen Ihre Haare, Ihre Stirn, die Augenbrauen, Augen, Ohren, Ihre Wangen usw.?"

Wenn viele negative Abwertungen kommen, nachfragen, ob dies auffällt. Abwarten und dann Rückmeldung über das selbstkritische Agieren geben. Pat. zur Reflexion anhalten, ob sie denn in der Kindheit vor dem Spiegel gestanden sind und sich beobachtet haben (offen oder heimlich). Wenn positive Rückmeldung kommt, nachfragen, wann sie begonnen haben, sich abzuwerten. Information geben, dass sich Kinder in dem Alter gewöhnlich sehr gerne selbst beobachten, weil es spannend ist, sich im Spiegel zu sehen.

Wenn negative Rückmeldung kommt, nachfragen, welche Gründe es gegeben hat, dass Pat. sich in dem Alter schon negativ gesehen haben. Herausarbeiten, dass Pat. irgendwann gelernt haben, sich kritisch zu sehen. Dass da meist die Angst mitgespielt hat, nicht angenommen zu werden und nicht dazuzugehören, dass Vergleiche mit anderen hier eine Rolle spielen.

Beschreibung der Übung

Anschließend Pat. wieder auf sich selbst, das Spiegelbild und auf einzelne Körperpartien lenken. Hier ist es günstig auch Funktionen anzusprechen:

- Augen: Ob sie gut sehen und Details wahrnehmen können.
- Ohren: Ob sie gut hören, Details wahrnehmen und gut zuhören können.
- Nase: Ob sie gut riechen, intensive und flüchtige Gerüche wahrnimmt.
- Mund: Kann er gute Gespräche führen, Argumente ausdrücken und sich einbringen?
- Hände: Geschickt, zupackend, fein – kräftig usw.
- Füße: Standfestigkeit spüren ...

Zum Schluss nachfragen, welches Gefühl jetzt vorhanden ist und welche Gedanken durch den Kopf gehen, und mit den Gefühlen zu Beginn vergleichen.

Aufgabe: Pat. möge sich einmal am Tag im Spiegel ansehen, und zwar nur positive „Stücke" des Körpers mit dem Hinweis, dass er negative schon kenne und es darum gehe, auch die positiven Dinge zu sehen. So wie er seit Jahren schon geübt habe, auf die negativen Dinge zu achten.

Sprechchor

Autor/-in

Jochen Schweitzer

Ziel der Übung

Wenn ein Individuum oder soziales System sein Handeln an „Sätzen“ ausrichtet (Überzeugungen, Glaubenssystemen, Kognitionen),

- mit denen es sich selbst beschuldigt oder anklagt,
- die emotional hoch besetzt, aber nicht unbedingt explizit sind
- und sich damit vermehrt mutlos, resigniert oder ängstlich macht,

dann kann es mit der Sprechchortechnik diese „Sätze“ in mehreren Schritten so lange „externalisieren“ und mit ihnen neue Erfahrungen machen, bis die in den Sätzen ausgedrückten Einstellungen gründlich infrage gestellt, neue lösungsorientierte Ideen entstanden und die damit verbundenen belastenden Emotionen in Bewegung geraten sind.

Zielgruppe

Hauptsächlich Erwachsene, auch ältere Jugendliche. (Kinder zuweilen als „Mitsänger“ bei Problemsätzen ihrer Eltern, aber nicht ihren eigenen, z. B. in Familientherapien.)

Einsatzmöglichkeiten / Indikationen

Indikation: Selbstwertzweifel, Selbstüberlastung, Burn-out; leichte und mittlere Depression; angstgetragene Selbsteinschränkungen.
Kontraindikationen: Aggressive (fremdbeschuldigende) Sätze gegen andere; Notwendigkeit, auf der Handlungsebene etwas zu verändern.

Setting

In der klassischen Form am leichtesten in größeren Beratungssystemen (Gruppentherapie; Teamsupervision). Je kleiner das Therapie-/Beratungssystem wird (Familientherapie, Paartherapie, Einzeltherapie), umso mehr muss die Therapeutin zugleich als Dirigentin und Chor dienen.

Bereich/Fokus

Sprechchöre arbeiten mit folgenden Wirkmechanismen:

1. Externalisierung: Das, was innen belastet, nach außen schaffen.
2. Distanzierung: Räumlichen (und dann emotionalen) Abstand zu meinem eigenen Satz bekommen.
3. Wiederholung: Erkennen, wie ich „immer wieder das Gleiche“ versuche.
4. Verkürzung und Überspitzung: Die Tragödie in eine Satire umwandeln.
5. Tempo, Rhythmus, Melodie: mit dem „wie“ der Satzintonation experimentieren.
6. Widerstand und neue, differenzierende Sätze erzeugen: „Was tue ich mir da an?“
7. Splitting: Alte Problemsätze und neue Lösungssätze gegeneinander singen.

Dauer der Übung

- Mit Gruppen, in denen es um Probleme einzelner Mitglieder geht, ca. eine Stunde.
- Mit Gruppen, in denen es um kollektive Probleme geht (Familien, Arbeitsteams), ca. eine Stunde 30 Minuten, da hier aus den „Einzelsätzen" einige, für alle gemeinsam besonders relevante Sätze „herausgefiltert" werden müssen.
- Mit Individuen wird die Sprechchorübung in die normale Therapiesitzung integriert und als Hausaufgabe („geistige Gymnastik", s. u.) mitgegeben.

Benötigtes Material

Blatt und Papier zum Aufschreiben der fünf Startfragen.
Für das Herausfiltern eines kollektiv relevanten Satzes Flipchart oder Kreidetafel.

Beschreibung der Übung

Beschreibung der Übung am Beispiel einer Teamberatung
Bei einer Familien- oder Gruppentherapie sieht der Grundablauf ähnlich aus, nur die Themen und die „familiärere" Atmosphäre machen einen bedeutsamen Unterschied.

1. Alle Teilnehmer notieren individuell auf einem Zettel ihre Antworten auf die folgenden Fragen: „1) Was finde ich an der Arbeit unserer Organisation am schlechtesten? 2) Wer ist schuld daran? 3) Wie viel/wie wenig können wir daran verändern? 4 a) Was müssten wir zu uns sagen, damit es noch schlimmer wird? 4 b) Was müssten wir tun, damit es noch schlimmer wird? 5 a) Was könnten wir zu uns sagen, damit es besser wird? (5 b) Was könnten wir tun, damit es besser wird?"

2. In kleinen Gruppen von drei bis vier Teilnehmern tauschen diese sich über ihre Antworten aus.

3. An einem Flipchart werden die Antworten auf die Fragen „Was müssten wir zu uns sagen, damit es noch schlimmer wird" (Problemtrance-Sätze) und „Was könnten wir zu uns sagen, damit es besser wird?" aufgeschrieben. In einer Umfrage werden die Sätze ermittelt, die für die meisten Teilnehmer ein besonders „herunterziehendes" oder „stimulierendes" Potential haben.

4. Es werden zwei große Sprechchöre gegründet. Der „Problemchor" intoniert einige wenige der prominentesten „Problemtrance-Sätze", danach der „Lösungschor" einige wenige der prominentesten „Lösungstrance-Sätze". Die Chöre singen für jeweils einen ausgesuchten Kollegen („Zuhörer"). Dieser stellt sich mit dem „Dirigenten" (Therapeut, Berater) vor den Chor und lässt sich „seinen" Satz vorsingen oder vorsprechen.

Beschreibung der Übung

5. „Problemtrance-Sätze" müssen so lange wiederholt gesungen werden, bis sich bei dem „Zuhörer" neue Reaktionen einstellen. Dies können Ärger auf sich selbst („Warum quäle ich mich mit so einem Satz?"), differenzierende Ideen („Das stimmt nicht immer!"), Neubewertungen des Glaubenssatzes („Es ist viel gesünder, nicht immer an der Spitze zu stehen."), neue Handlungsideen („Ich würde gerne etwas Neues probieren!") oder neue Haltungsideen sein („Probier es mal mit Gemütlichkeit!").
   Chor und Dirigent machen dabei Folgendes:
   a) Sie wiederholen den jeweiligen Satz so lange, bis sich beim Zuhörer neue Impulse einstellen.
   b) Die neuen Impulse werden als neuer Satz formuliert und im Chor eingeführt. Die Mehrheit der Sänger singt den alten Satz weiter, eine Minderheit im Wechsel dazu den neuen.
   c) In einem Sängerwettstreit treten diese Sätze gegeneinander an. Beim Zuhörer entstehen dann oft dritte (später vierte, fünfte ...) Ideen, die als jeweils neue Stimme, von immer differenzierter werdenden Teilchören vorgetragen, in das Konzert integriert werden.
   d) Der Prozess endet, wenn der Zuhörer den Eindruck gewonnen hat, das inzwischen stark veränderte Konzert gebe ihm Kraft, Energie oder zumindest Ruhe, statt ihn herunterzuziehen.

6. Lösungstrance-Sätze werden kürzer intoniert. Ihr Hören stellt eine „Feierstunde" dar. Zu lange „durchgenudelt" verlieren sie ihre Wirkung. Wenn der Zuhörer ein „inneres Tonband aufgenommen" hat, das er mit nach Hause nimmt, hört der Chor auf.

7. Die Übung wird nachbesprochen. Es werden Hausaufgaben gegeben im Sinne einer „geistigen Gymnastik": Sich einmal pro Tag drei Minuten (nicht länger!) erst die Problemtrance-Sätze, dann die Lösungstrance-Sätze individuell (das geht einfach) oder kollektiv immer wieder aufsagen. Mag das individuell noch einige Male durchführbar sein, so erreicht das bei kollektiver Durchführung schnell eine absurde Qualität und wirkt als paradoxe Intervention.

Quellenangabe oder weiterführende Literatur

Diese Übung wurde 1992 aus mehreren systemtherapeutischen und musikalischen Ideen entwickelt und seither sehr oft erprobt.

Schweitzer, J. (1997). Wie dekonstruiere ich meinen Job? *Pflegedokumentation, 50* (8), 7f.

Schweitzer, J. (2006, im Druck). Organisationen systemisch in Schwung bringen: Einige kreative, handlungsorientierte Methoden. *Kontext, 36.*

Stärkenbombardierung

Autor/-in	Wolfgang Jänicke
Ziel der Übung	Kompetenzfördernde Übung, die das Prinzip der Wertschätzung für jeden unmittelbar erfahrbar macht.
Zielgruppe	Erwachsene, Jugendliche, Kinder
Einsatzmöglichkeiten / Indikationen	Arbeit an Ressourcen, Analyse von Kompetenzen
Setting	Gruppen
Bereich/Fokus	Ressourcen werden in den Fokus genommen
Dauer der Übung	Fünf bis zehn Minuten pro Gruppenteilnehmer

Beschreibung der Übung

Nach Möglichkeit sollen Vierer- oder Fünfer-Gruppen gebildet werden. In diesen Gruppen sollen sich dann die Gruppenmitglieder etwa fünf bis zehn Minuten lang über ein sich nicht aktiv an dieser Kommunikation beteiligendes anwesendes Mitglied unterhalten.

Das Thema der Unterhaltung sollen die vermuteten positiven Eigenschaften, Fähigkeiten, Ressourcen und Kompetenzen sein, die mit der betreffenden Person verknüpft werden (Erinnerungen an schöne Erfahrungen, Eigenschaften, Fähigkeiten, Kompetenzen, die im Verlauf der Ausbildung an ihm/ihr entdeckt wurden: „Mit welcher Störung würde ich zu ihm/ihr gehen?" „Was sind wahrgenommene therapeutische Kompetenzen?" Etc.)

Je nach Kontext des Gruppengesprächs kann es sich dabei um Persönlichkeitseigenschaften, Beratungskompetenzen, die Fähigkeit, besonders gut mit einem bestimmten Pat. zu arbeiten, oder anderes handeln.

Nach Ablauf dieser Zeit wird dann gewechselt, sodass jeder in die Position des/der schweigenden Zuhörers/Zuhörerin kommen kann, dessen/deren Aufgabe sich im Grunde darauf beschränkt, es auszuhalten, dass so positiv über ihn/sie gesprochen wird.

Es kann hilfreich sein, dass der/die Zuhörer/in die Zuschreibungen notiert.

Danach treffen sich die Kleingruppen im Plenum und tauschen sich darüber aus, welche Eigenschaften bzw. Fähigkeiten ihnen zugeschrieben wurden, was neu oder überraschend, bekannt oder vertraut war und wie die Beteiligten die verschiedenen Rollen erlebt haben.

Vopel, K. W. (2004). *Interaktionsspiele 1 – Lebendiges Lernen und Lehren.* Salzhausen: Iskopress VerlagsGmbH.

Eine Stimme für den Körper

Autor/-in
Marlene Endepohls

Ziel der Übung
Einstellungsänderung zum Körper anregen

Zielgruppe
Jugendliche, Erwachsene

Einsatzmöglichkeiten / Indikationen
Pat. mit massivem Übergewicht/Bulimie/Binge Eating; nicht einzusetzen bei psychotischen Störungen.

Setting
Einzeltherapie

Bereich/Fokus
Einstellungen

Dauer der Übung
Unterschiedlich, variiert von Patient zu Patient.

Benötigtes Material
Ein Stuhl

Beschreibung der Übung
Im Vorfeld wird die Haltung der Pat. zu ihrem Körper exploriert. Sehr oft äußern sich Pat. mit den oben angeführten Störungsbildern extrem abwertend über ihren Körper (Hass, Ekel, Körper als Feind etc.) und erleben eine Dichotomisierung („Es gibt mich und dann gibt es noch meinen Körper!“). Falls sich dies in der Exploration zeigt, wird es als Bild aufgegriffen.

Ein Stuhl wird mit etwas Abstand zum Platz der Pat. aufgestellt. Der Therapeut/die Therapeutin erklärt, dass er/sie versucht, nachzuvollziehen, was wohl im Körper vor sich geht, und spricht auf dem Stuhl als „Körper-Ich“. Dabei wendet er/sie sich direkt an Pat., erzählt, wie er (der Körper) sich „fühlt“, was er tut und warum er es tut. Dabei können auch sehr gut Informationen über körperliche Prozesse und deren Sinn in lebendiger Form vermittelt werden. Wichtig ist, die Rolle so auszuspielen, dass keine Abwehrhaltung erzeugt wird, also nicht zu sehr als armes, leidendes Opfer oder in stark vorwurfsvoller Haltung sprechen, sondern eher im Sinne eines wirklich guten Freundes, der sich enorm anstrengt, dabei nach den Regeln handelt, die aus seiner Sicht sinnvoll und überlebensnotwendig sind.

Danach setzt sich der Therapeut/die Therapeutin wieder auf den eigenen Platz, stellt aber vorher den Stuhl direkt neben den Platz der Pat. mit einer entsprechenden Anmerkung, etwa: „Der gehört zu Ihnen!“ o. Ä. In der Nachbesprechung kann, je nach bisherigem Behandlungsverlauf, auf verschiedene Aspekte eingegangen werden, z. B.: „Wie viel Energie kostet es

Beschreibung der Übung

mich, ständig gegen einen Teil von mir zu kämpfen?" „Wann und wie hat sich die abwehrende Haltung gegenüber dem Körper entwickelt?" „Gab es Zeiten oder gibt es heute Momente, in denen ich meinen Körper positiv erlebe, ohne gegen ihn zu kämpfen?" „Kann ich anerkennen, dass mein Körper etwas ‚Gutes' für mich erreichen will, wenn er mich nach der nächsten Hungerphase/Diät möglichst schnell wieder zunehmen lässt?" Etc.

Zum Abschluss wird Pat. gefragt, ob sie dem Körper (Stuhl) gegenüber eine versöhnliche oder anerkennende Geste machen kann, wie z. B. den Arm auf die Stuhllehne legen, oder zumindest eine solche Geste versuchen möchte. Das geht zu diesem Zeitpunkt meistens noch nicht und ist gerade daher oft noch einmal sehr eindrücklich für die Pat. Dieser Versuch kann in späteren Sitzungen wiederholt werden.

Stummfilme im Kopf und Theater im Alltag

Autor/-in

Ilse Müller

Ziel der Übung

Vom Ist zum Soll in kleinen Schritten; Vorbereiten und Mut machen bei Verhaltensänderungen, neue Sichtweisen und die Vielfalt der eigenen Persönlichkeit erproben.

Zielgruppe

Alle

Einsatzmöglichkeiten / Indikationen

Soziale Phobien, Depressionen

Setting

Einzeltherapie

Bereich/Fokus

Je nach Inhalt der zu behandelnden Konflikte können Kognitionen und Emotionen durch imaginiertes Sichtbarmachen von problematischen Ist-Zuständen und Hinführen zu Soll-Zuständen bearbeitet werden.

Dauer der Übung

Eine Therapieeinheit

Beschreibung der Übung

Pat. beschreibt den Ist-Zustand einer Problemsituation und schätzt diese problematische Verhaltens- oder Denkweise anschließend auf einer Skala von Null („katastrophal“) bis Zehn („optimal“) ein. Dann fragt der/die TherapeutIn nach dem nächstmöglichen Verbesserungsschritt auf der Skala.

Anschließend soll Pat. diese beiden Zustände als Stummfilme in entspanntem Zustand imaginieren. Die Filme sollen sich nebeneinander im Kopf abspielen. Pat. soll sich anfangs im Film des Ist-Zustandes genau selbst beobachten und sich dabei beschreiben: Körperhaltung, Gesichtsausdruck, Umgebung, andere Personen, Aktivitäten und dazugehörige Gefühle ... Im nächsten Schritt wird der Soll-Zustand imaginiert und beschrieben. Im nächsten Schritt beschreibt Pat. die Unterschiede zwischen Ist und Soll ganz genau auf den unterschiedlichen Verhaltensebenen. Aufgabe des Therapeuten ist, die Szenen (mit entsprechender Körperhaltung, Gesichtsausdruck, Umgebung, anderen Personen, Aktivitäten und dazugehörigen Gefühlen) sehr präzise beschreiben zu lassen. Damit erst werden die Ist- und Soll-Zustände auf allen Verhaltensebenen erlebbar. Dann kommt die Aufforderung der Therapeutin an Pat., bis zur nächsten Therapiestunde als Experiment öfter mal ein kleines Theaterstück aufzuführen und sich so zu verhalten, wie er/sie sich im Stummfilm des Soll-Zustandes erlebt hat.

Beschreibung der Übung

Beispiel Film 1 (Ist-Zustand): Selbstunsichere Persönlichkeit geht aus sozialer Angst mit gesenktem Kopf durch die Straßen, fühlt sich unwohl.

Beispiel Film 2 (Soll-Zustand): Person sieht sich mit erhobenem Kopf, aufrechter Körperhaltung, entspannter Brust, sicherem Schritt ... Film 2 wird als Experiment im Alltag ausprobiert.

Quellenangabe oder weiterführende Literatur

de Shazer, S. (2004). *Das Spiel mit Unterschieden* (4. Aufl.). Heidelberg: Carl Auer Verlag.

Stützen und gestützt werden

Irmgard Köster-Goorkotte & Sergio Chow	*Autor/-in*
Entspannung, Vorbereitung/Nachbereitung eines therapeutischen Gruppenprozesses	*Ziel der Übung*
Kinder, Jugendliche, Erwachsene	*Zielgruppe*
Wenn das Leben mit seinen Lasten erdrückend wird, dann leiblich erfahrbar machen, dass gelingende Stützsysteme in der Balance sind. Entspannung und Offenheit für eine Therapiesitzung erreichen (Übergang schaffen).	*Einsatzmöglichkeiten / Indikationen*
Paartherapie, Gruppentherapie	*Setting*
Körperübung/-berührung, ohne sich anschauen zu müssen – ein sanfter Weg für Menschen z. B. mit Gewalt- und Übergriffserfahrungen.	*Bereich/Fokus*
Ca. 15 bis 20 Minuten	*Dauer der Übung*
Platz auf dem Boden, ggf. Decken, Matten u. Ä., Entspannungsmusik	*Benötigtes Material*

Beschreibung der Übung

TherapeutIn (Th.) bittet die Pat. sich paarweise zusammenzufinden. Diese setzen sich Rücken an Rücken auf den Boden (evtl. einmal Modell geben). Th. fordert Pat. auf, sich gut und bequem hinzusetzen (von Kopf bis Fuß) und so lange hin und her, vor und zurückzurücken, bis für beide eine gute entspannte Sitzhaltung erreicht ist.
Danach führt Th. durch die Übung.

Ein Beispiel:

„Bitte kommt zur Ruhe und schließt die Augen. Konzentriert euch auf die Berührung mit dem anderen Rücken (warm oder kalt, angenehm oder unangenehm ...). Lenkt Eure Aufmerksamkeit auf den eigenen Körper. *(Die Körperteile von Fuß bis Kopf werden der Reihe nach aufgerufen, z. B.:)* Wie fühlt sich der Kontakt des Beckens mit dem Boden an?

Überprüft noch einmal eure Haltung. Sitzt ihr bequem? Sonst ändert diese noch einmal. Wenn ihr nun bequem sitzt, schickt eure Gedanken auf die Reise *(Thema bezogen auf die Therapie benennen).*

Lasst eure Gedanken wandern, wohin sie euch tragen ... *(etwa drei bis fünf Minuten).*

Kommt nun mit euren Gedanken zurück in diesen Raum und bestimmt den Zeitpunkt, wann ihr euch von dem anderen (Rücken) lösen wollt: Wir-

Beschreibung der Übung

bel für Wirbel, Millimeter für Millimeter. Bleibt noch einen Moment in Stille allein sitzen. Dreht euch zueinander und redet kurz miteinander über die gemeinsame Erfahrung mit der Übung.

Anmerkung: Diese Übung wird als Energie spendend erlebt durch die Wärmeübertragung und -stärkung. Diese Energie bleibt oft noch länger spürbar und wirkt körperlich wohltuend (wärmend). Die Erfahrungen aus der Übung können auch genutzt werden für die weitere Arbeit: Wo sind Bedingungen zu schaffen, die stützen, wenn man selber den anderen stützt?

Subgruppenanalyse (Gruppentherapie, Teamsupervision)

Autor/-in

Hans Lieb

Ziel der Übung

Gruppen- oder Teamsymptome (wie Zähigkeit und Lähmung, fehlende Kooperation, Machtkämpfe) sollen vor dem Hintergrund der offenen oder verdeckten Interaktion diesbezüglich relevanter Subgruppen verstanden und auf dieser Basis alternative Möglichkeiten der Beziehungsgestaltung der Subgruppen zueinander gefunden und so die Symptomatik überwunden werden. Die „Inhaltsebene“ der Gruppe/des Teams (etwa Hilfe der Therapiegruppe für die Problemlösung ihrer Mitglieder, konstruktive Kooperation im Team) soll wieder Vorrang erhalten vor dem (unreflektierten) Agieren auf der Beziehungsebene zwischen Subgruppen.

Zielgruppe

Gruppe, Team (Erwachsene, Jugendliche)

Einsatzmöglichkeiten / Indikationen

Die Übung dient der optionserweiternden Selbstreflexion von Gruppen oder Teams.
Kontraindikation: Zu solchem Selbstreflexionsniveau nicht befähigte Gruppen.

Setting

Gruppentherapie, Teamsupervision

Bereich/Fokus

Identifikation der für eine Symptomatik offensichtlichen oder potentiell bedeutsamen Subgruppen, ihrer Gemeinsamkeiten und Unterschiede, ihrer gegenseitigen Projektionen, Erwartungen und Befürchtungen sowie des bisherigen Verhaltens zueinander und dann dazu möglicher alternativer Optionen (Beispiel: Männer – Frauen; Bewahrer – Veränderer; Leitungsloyale und Leitungskritiker usw.).

Dauer der Übung

Zwischen einer Stunden und mehreren Sitzungen einer Gruppentherapie oder Supervision.

Beschreibung der Übung

1. Benennung der Gruppen- oder Teamsymptome, die Anlass zur Identifikation diesbezüglich relevanter Subgruppen geben. Beispiel: „Optimisten“ und „Pessimisten“; „Junge“ und „Alte“, „Altruisten“ und „Egoisten“.
2. Aufteilung/Zuteilung der Mitglieder zu diesen Gruppen.
3. Untergruppenarbeit zu (vom Leiter vorgegebenen) Fragen innerhalb dieser Gruppen Beispiel: „Welche Werte/Ziele vertreten wir hier? Welche Gefühle haben wir zur anderen Gruppe? Was glauben wir, wie di-

Beschreibung der Übung

ese uns sehen? Welche Ge- und Verbote befolgen wir hier? Was nimmt uns die andere Gruppe ab?"

4. Durch den Leiter: Anerkennung der Bedeutung aller Subgruppen für die Gesamtgruppe. Beispiel: Ohne Optimisten keine Pessimisten und umgekehrt.
5. In den Subgruppen oder (besser) hierzu gemischten Untergruppen: Erarbeitung, was eine neue „Kultur"/Interaktionsform im Verhalten der Subgruppen zueinander sein könnte – aus welchen festgeschriebenen Rollen beispielsweise könnten beide Gruppen entlassen werden/sich gegenseitig entlassen?
6. Vertiefungsmöglichkeit: „Welche Erfahrungen in unserem Leben haben uns zum Mitglied dieser Subgruppe werden lassen, was ist der Preis/der Gewinn dieser Mitgliedschaft?"

Cave: Voraussetzung für die Leiter dieser Übung (Therapeuten/Supervisoren) ist, dass sie nicht parteilich für eine Gruppe sind (also deren heimliche Mitglieder) und deshalb alle Gruppen anerkennen können.

Suche nach versteckten Plänen

Autor/-in

Franz Caspar

Ziel der Übung

Einsicht von Pat. und TherapeutIn in noch nicht entdeckte instrumentelle Zusammenhänge.

Zielgruppe

Alle Pat.

Einsatzmöglichkeiten / Indikationen

Therapeuten und Therapeutinnen haben einen instrumentellen Zusammenhang noch nicht begriffen und wollen ihn mit Hilfe der Pat. erarbeiten oder sie haben eine Hypothese und wollen sie im Sinne des Wirkfaktors Klärung mit dem Pat. besprechen. Gut geeignet für Pat., die reaktant sind oder aus anderen Gründen besonderen Wert auf eine starke, transparente Beteiligung legen.

Setting

Alle Settings

Bereich/Fokus

Kognitionen, Verhalten, Emotionen

Dauer der Übung

Variabel, kaum unter fünf Minuten; im Allgemeinen ca. 20 Minuten.

Benötigtes Material

Wandtafel oder Flipchart (Blatt von Letzterem kann Pat. mitnehmen), zur Not aber auch ein Blatt Papier, auf dem Tisch vor beiden liegend.

Beschreibung der Übung

Die Intervention wird gleich an einem Beispiel beschrieben, kann aber natürlich auch bei ganz anderen Inhalten verwendet werden.

Der Therapeut leitet z. B. so ein: „Sie haben mir erzählt, dass es immer, wenn die Beziehung zu einer Frau eigentlich gerade intensiv und schön wird, alle möglichen blöden Komplikationen auftreten, die letztlich ihr oder Ihnen eine Trennung nahe legen, oder dass Sie sich sogar ganz bewusst getrennt haben. Darunter leiden Sie sehr, weil sie so noch nie eine anhaltende, intensive Beziehung erlebt haben.

Ich möchte mit Ihnen nun auch einmal nach versteckten Vorteilen solcher Entwicklungen schauen. Verstehen Sie mich bitte nicht falsch: Ich habe sehr wohl begriffen, wie schmerzlich das alles für Sie ist. Dennoch zeigt die Erfahrung, dass gerade dann, wenn man etwas *trotz* schwerer Nachteile immer wieder macht, dass dahinter auch versteckte Vorteile, also keine bewusste Absicht stecken können. Hätten Sie Interesse, dieser Frage einmal nachzugehen?

Ich schreibe hier *(s. Abb.)* mal auf ‚trennt sich immer, wenn's intensiver wird', mache einen Strich nach oben mit einem Fragezeichen: Was könnte als versteckter Vorteil darüber stehen? Bei allem Leid, das dadurch verursacht wird, sehen Sie auch einen Vorteil dieser Komplikationen oder Trennungen?"

Beschreibung der Übung

Anschließend kommen kooperative Pat., wohl auch aufgrund der Distanzierung (s. Übung nach Belz & Caspar), oft selber darauf, dass ein Motiv oder Plan sensu Caspar (1996) sein könnte, größeren Schmerz zu vermeiden, den sie bewusst oder nicht bewusst erwarten, wenn nach weiterer Intensivierung dann doch eine Trennung erfolgt. Je nach Pat. kann es sich auch um Furcht vor Autonomieverlust etc. handeln. Im Allgemeinen wird ein Therapeut aufgrund seiner Fallkonzeption beim Durchführen der Intervention hierzu schon Hypothesen haben. Wenn ein Pat. nicht selber eine Idee anbietet, könnte der Therapeut auf Basis dieser Hypothesen dann vorsichtig anbieten: „Könnte es sein dass ...“ oder „Bei manchen Menschen ist es so, dass ...“

Der so erschlossene Plan würde dann an die Stelle des Fragezeichens geschrieben. Es kann sich anbieten, noch einige weitere Pläne dazuzuschreiben, komplexer sollte man aber an der Stelle in der Regel nicht werden. Ein positiver Nebeneffekt ist, dass so das Konzept der Plananalyse auf einfache Weise eingeführt werden kann, ohne explizit den Begriff „Plan“ zu verwenden und ohne die Notwendigkeit langer Erklärungen.

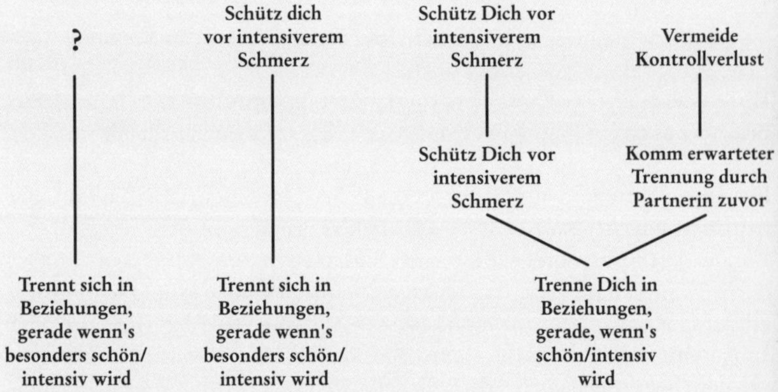

Quellenangabe oder weiterführende Literatur

Caspar, F. (1996). *Beziehungen und Probleme verstehen. Eine Einführung in die psychotherapeutische Plananalyse.* Bern: Huber (vergriffen; Neuauflage in Vorbereitung).

Tabu-Emotionen

Autor/-in
Annette Kämmerer

Ziel der Übung
Sensibilisierung für verdrängte emotionale Befindlichkeiten

Zielgruppe
Alle Altersgruppen

Einsatzmöglichkeiten / Indikationen
Immer dann, wenn es darum geht, das emotionale Erleben zu analysieren und zu differenzieren.

Setting
Für Einzeltherapie ebenso geeignet wie für die Gruppe.

Bereich/Fokus
Emotionales Selbsterleben, Zugang zu der eigenen Gefühlswelt, Einbettung von Gefühlen in Werthaltungen, Ge- und Verbotserfahrungen

Dauer der Übung
Variabel; kann zu intensiven Veränderungsprozessen führen.

Benötigtes Material
Emotionsliste (siehe Seite 199)

Beschreibung der Übung

Instruktion:
„Bitte versuchen Sie, sich an verschiedene Gefühle in Ihrem Leben zu erinnern; es geht darum, alle Gefühle, die für Sie bedeutsam sind, näher kennen zu lernen.

Bitte schauen Sie sich die Liste mit den verschiedenen Gefühlen zunächst in Ruhe an. Lesen Sie die einzelnen Begriffe durch und achten Sie auf ihre Empfindungen beim Lesen. Konzentrieren Sie sich dann bitte auf folgende Überlegung:

1. Welche Gefühle, die Sie auf der ‚Emotionsliste' gelesen haben, werden von Ihnen *abgelehnt,* obgleich Sie sie manchmal spüren? Bitte versuchen Sie, diese von Ihnen abgelehnten Gefühle in eine Reihenfolge zu bringen – mit dem am meisten von Ihnen abgelehnten Gefühl an erster Stelle:"

   a) ....

   b) ....

   c) ....

   d) ....

   e) ....

Beschreibung der Übung

2. „Bei welchen der Gefühle, die Sie in der Emotionsliste entdeckt haben, *fehlt Ihnen häufig der Mut, diese zu zeigen,* obgleich Sie diese Gefühle innerlich spüren? Bringen Sie auch die Gefühle, bei denen Sie besonders viel Mut bräuchten, um sie auch zu zeigen, ebenfalls in eine Reihenfolge:"

   f) ....

   g) ....

   h) ....

   i) ....

   j) ....

Diese heiklen Gefühle können dann im Verlauf der Therapiesitzung besprochen werden; etwa vor dem Hintergrund der persönlichen Lebensgeschichte, der Symptomatik, der Normen und Werthaltungen, der konkreten interaktionellen Erfahrungen mit dem Gefühl etc.:

Es ist darauf zu achten, dass bewältigende Erfahrungen in Gang kommen:

- „Was würde passieren, wenn häufiger die als negativ bewerteten Gefühle gezeigt würden?"
- „Was kann helfen, die ‚beängstigenden' Gefühle zu zeigen?"

Anmerkung: Es sind natürlich weitere Fragen zum emotionalen Erleben denkbar. Die beiden hier aufgeführten sind lediglich Beispiele, die einen Zugang zu verdrängten Gefühlen ermöglichen.

Weitere Fragen könnten sein:

- „Mit welchen Gefühlen haben Sie schlechte Erfahrungen gemacht?"
- „Welche Gefühle stehen in deutlichem Widerspruch zu dem, was Sie in Ihrer Familie/Ihrem sozialen Umfeld/Ihrer Partnerschaft erleben?"
- Usw.

Quellenangabe oder weiterführende Literatur

Sulz, S. K. G. & Lenz, G. (Hrsg.). (2000). *Von der Kognition zur Emotion. Psychotherapie mit Gefühlen.* München: CIP-Medien.

Anhang zur Übung „Tabu-Emotionen“

Emotionsliste zur Übung „Tabu-Emotionen“

Freude	Traurigkeit	Angst	Ärger/Wut	Andere Gefühle
Begeisterung	Beleidigtsein	Angst	Ärger	Ekel
Dankbarkeit	Einsamkeit	Anspannung	Abneigung	Erschöpfung
Freude	Enttäuschung	Furcht	Ablehnung	Gelassenheit
Gier	Gekränktheit	Nervosität	Eifersucht	Neugier
Glück	Hilflosigkeit	Peinlichkeit	Groll	Skepsis
Leidenschaft	Leere	Reue	Hass	Überforderung
Liebe	Langweile	Schreck	Missmut	
Lust	Mitgefühl	Scham	Misstrauen	
Rührung	Mitleid	Schuld	Neid	
Stolz	Sehnsucht	Sorge	Trotz	
Selbstvertrauen	Traurigkeit	Unsicherheit	Ungeduld	
Überlegenheit	Verzweiflung	Unterlegenheit	Verachtung	
Übermut	Verletztheit	Verlegenheit	Widerwille	
Vertrauen			Wut	
Zufriedenheit			Zorn	
Zuneigung				
Zuversicht				

Traumexposition

Autor/-in	Hartmut Spring
Ziel der Übung	Arbeiten an Alpträumen
Zielgruppe	Keine Einschränkungen bekannt
Einsatzmöglichkeiten / Indikationen	Bei allen nicht psychotischen Störungsbildern
Setting	Einzelexposition
Bereich/Fokus	• Praktisches Arbeiten an sich wiederholenden negativ erlebten Trauminhalten • Konfrontation mit Ängsten • Überwinden von Ohnmachtserfahrungen
Dauer der Übung	Wenige Minuten
Beschreibung der Übung	Zunächst werden die immer wiederkehrenden Inhalte der Alpträume herausgearbeitet, bei denen der Traum mit der Ohnmachtserfahrung endet. Zum Beispiel, dass ein Patient immer in einer Schlucht stecken bleibt und nicht herauskommen kann oder von einem Hund angegriffen wird. Weg von den Trauminhalten, wird zunächst der Fokus auf die Emotionen (Ohnmacht, Ausweglosigkeit) gelenkt. Da in den Träumen die Erlebnisse nicht zu Ende geträumt werden, geht es nicht nur darum, unangenehme Emotionen aushalten zu lernen, sondern es ist wichtig, dass in der Therapie diese Träume zu Ende gedacht und möglichst mehrere realistische Alternativen erarbeitet werden. Dabei ist es notwendig, dass der Patient in diesen Alternativen aktiv sein Verhalten ändert, um eine Lösung zu erzielen. Auch wenn die Trauminhalte eigene negativ erlebte Erfahrungen wiederholen, ist ein alternatives Träumen eine Verarbeitungsmöglichkeit. An die erarbeiteten alternativen Lösungen soll der Patient dann an mehreren Nächten vor dem Einschlafen denken.

Das Vademecum

Friedrich Kapp	*Autor/-in*
• Bewahrung wichtiger Erkenntnisse und Fortschritte in der Therapie für die Zeit danach • Gedächtnisstütze	*Ziel der Übung*
Für alle Altersgruppen geeignet	*Zielgruppe*
Am Ende einer Psychotherapie	*Einsatzmöglichkeiten / Indikationen*
Einzeltherapie, Paartherapie, Gruppentherapie	*Setting*
Abschlussübung einer Therapie; Transfer von Erkenntnissen aus der Therapie in die Zeit danach.	*Bereich/Fokus*
Therapiehausaufgabe; je nach dem	*Dauer der Übung*
Pat. wird gebeten, zwischen vorletzter und letzter Sitzung ihr persönliches „Vademecum“ (lat.: „Geh mit mir“) aufzuschreiben oder zu gestalten. Ziel ist dabei sowohl nochmals festzuhalten, was ihr die Therapiestunden gebracht haben, als auch welche Erkenntnisse sie für die Zukunft mitnehmen und weiterhin einsetzen möchte. (Meine Anleitung lautet meist: „Stellen Sie sich vor, in einigen Jahren geht es Ihnen vielleicht elend, Sie sind unglücklich und erinnern sich plötzlich daran, dass doch in Ihrem Schreib- oder Nachttisch ein therapeutisches ‚Vademecum‘ liegt, das Ihnen jetzt helfen kann. Was muss auf diesem Blatt Papier (ca. eine Seite) stehen, an welche in der Therapie erarbeiteten und hilfreichen Gedanken, Verhaltensweisen oder Gefühle müssten Sie dann erinnert werden? Was würde Ihnen dann gut tun?“) Das Blatt wird dann in der letzten Stunde gemeinsam besprochen, ergänzt oder modifiziert, sodass es schlussendlich ein möglichst handlungsnahes individuelles und konkretes „Hilfsmanual für schwierige Stunden“ ergibt. Persönliche Erfahrung: Wird von Pat. sehr gerne gemacht und – je nach Kreativität – z. T. sehr liebevoll gestaltet (unterlegt mit Bildern, in Gedichtform etc.). Lässt sich zudem hervorragend bei „booster-sessions“ nutzen.	*Beschreibung der Übung*
Allgemeine Hinweise aus Literatur zur Rückfallprophylaxe (z. B. bei Schizophrenie).	*Quellenangabe oder weiterführende Literatur*

Vergebung als therapeutisches Ziel

Autor/-in	Annette Kämmerer & Friedrich Kapp
Ziel der Übung	Durch Vergeben können nicht abgeschlossene „Angelegenheiten" (emotionaler Stress, Kränkungen, intensive Verletztheit etc.) beendet werden. Dadurch können neue Ressourcen aktiviert werden (vgl. Greenberg et al., 2003).
Zielgruppe	Für jede Altersgruppe geeignet.
Einsatzmöglichkeiten / Indikationen	Vergeben ist ein Bewältigungshandeln, das bei emotionalen, interpersonalen Konflikten und Problemen bedeutsam ist.
Setting	Vorwiegend in der Einzeltherapie
Bereich/Fokus	Emotionales Erleben, kognitive Umstrukturierung, Perspektivenwechsel, Erarbeiten neuer Handlungsstrategien
Dauer der Übung	Mehrere Sitzungen

Beschreibung der Übung

Vergebung umfasst das Aufgeben von Groll, von Vorwürfen, von Rache und Vergeltungsabsichten, zu denen eine leidende Person aufgrund erfahrenen Unrechts *ein Recht* hat. Auf der Grundlage einer Willensentscheidung (s. u.) verändert die vergebende Person ihre Einstellung und ihre Gefühle gegenüber der verletzenden Person i. S. der Rückgewinnung von Freundlichkeit, Vertrauen, Neutralität oder selbst gewählter Distanziertheit.

Vergebung bedeutet *nicht,* einen Schuldvorwurf zu negieren oder zurückzunehmen, sondern sich trotz des zugefügten Leids dafür zu entscheiden, auf Vergeltung und Rache zu verzichten. Vergebung versucht *nicht,* das Falsche künstlich auszulöschen oder zu negieren, sondern stattdessen die *(negativen) Auswirkungen* des Falschen zu verändern. Es geht bei der Vergebung darum, noch weitere negative Konsequenzen zu verhindern.

Im therapeutischen Prozess sind *vier Schritte* des Vergebens zu beachten:

1. Das Erkennen der eigenen Verletztheit und die Auseinandersetzung damit
   - Klärung, welche persönlichen Werte und welche psychologischen Abwehr-/Selbstschutz-/Verteidigungsstrategien betroffen sind (= Exploration der Situation → „Was ist passiert?").

Beschreibung der Übung

- Konfrontation mit negativen Gefühlen wie Ärger, Empörung, Enttäuschung, Zorn. Ziel: Ärger zulassen.
- Zulassen und Explorieren von Schamgefühlen, falls diese eine Rolle spielen.
- Thematisierung, Gewahrwerden von emotionaler Erschöpfung.
- Thematisierung, Gewahrwerden der stetigen kognitiven Wiederholung des Angriffs/der Schädigung/des Vorwurfs etc.
- Thematisierung, Gewahrwerden, dass die eigene Person sich durch das Leiden und auch durch das Hadern, die wiederholte Beschäftigung mit dem Leiden nachhaltig und nachteilig verändert.
- Erkenntnis, dass es Möglichkeiten gibt, die Welt auch anders zu sehen.

2. Auseinandersetzung mit der verletzenden Person, Bereitschaft zum Perspektivenwechsel
   - Einsicht, Erkenntnis, dass die „alten Lösungsstrategien" nichts nutzen.
   - Wunsch/Wille, Vergebung als eine Option und Möglichkeit in Erwägung zu ziehen.
   - Neuinterpretation (reframing) durch Rollenübernahme, indem der Übeltäter distanziert in seinem spezifischen Kontext gesehen wird.

3. Entscheidung zur Vergebung und zum Loslassen der negativen Gefühle
   - Freie Entscheidung zum Vergeben. Dazu ist es notwendig, emotionale Distanz herstellen zu können und Quellen der Selbstachtung heranziehen zu können, die diesen Perspektivwechsel begleiten (Ressourcenaufbau!).
   - Loslassen der negativen Gefühle und damit die innere Befreiung von der verletzenden Begebenheit. Symbolische Handlungen bzw. metaphorische Umschreibungen können helfen: „Gefühle begraben", „ein Kapitel des eigenen Lebens zuklappen", „Taue kappen" etc.
   - Wichtig ist, die Vergebung nicht von den Reaktionen der verletzenden Person abhängig zu machen, sondern sie als einen autonomen Willensakt der vergebenden Person zu etablieren.

4. Neues Verhältnis und neues kommunikatives Verhalten gegenüber der verletzenden Person
   - Eventuell Wiederannäherung an die verletzende Person, aber vielleicht auch (endgültige) Abwendung.
   - Erfahrung, dass die negativen Gefühle weniger werden und (dadurch) positive Gefühle einen breiteren Raum einnehmen können – möglicherweise auch der verletzenden Person gegenüber.

Beschreibung der Übung

- Spüren emotionaler Erleichterung.
- Erkennen, dass durch das Vergeben eine neue Lebenserfahrung möglich wurde, eventuell neuer Lebenssinn entstehen kann.

Quellenangabe oder weiterführende Literatur

Kämmerer, A. & Kapp, F. (2002). Emotionale Stiefkinder therapeutischen Handelns: Zum Beispiel Vergebung. *Psychotherapie im Dialog, 3* (2), 184–187.

Greenberg, L. S., Rice, L. N. & Elliott, R. (2003). *Emotionale Veränderung fördern. Grundlagen einer prozess- und erlebnisorientierten Therapie*. Paderborn: Junfermann.

Enright, R. D. (2005). *Vergebung als Chance. Neuen Mut für neues Leben finden*. Bern: Huber.

Eine Vision über mich – Ich in einem Jahr

Autor/-in

Sigrun Ritzenfeldt-Turner

Ziel der Übung

Die Teilnehmer sollen eine möglichst positive Vision von sich entwickeln; Teilnehmer verfestigen ihre Vorhaben, (Neu-)Entscheidungen, Veränderungsideen und -wünsche bildlich.

Zielgruppe

Alle Altersgruppen

Einsatzmöglichkeiten / Indikationen

Am besten zum Abschluss einer Beratung, Therapie oder Gruppe; auch als Teilabschnitt. Dann Überprüfung nach einem Monat – Ich in einem Monat.

Setting

Einzeltherapie, Paartherapie, Gruppe

Dauer der Übung

Ca. 45 Minuten

Benötigtes Material

Stifte und Malblock bzw. ein großes Blatt Papier pro Teilnehmer

Beschreibung der Übung

- Als Einstieg eine kurze Phantasiereise mit dem Aspekt in die Zukunft schauend: einen Schritt vor den anderen setzen, vorausschauend sein und spüren, was und wie sich etwas bei sich selbst verändert hat.
- Die Teilnehmer sollen sich und ihre „Umwelt" zeichnen und beschreiben, wie sie sich (nach dem bisher) Erarbeiteten in einem Jahr/einem Monat sehen. Kann über verschiedene Lebenskontexte hinweg gesehen werden oder es werden nur Einzelne herausgegriffen, z. B. privat oder beruflich.
- Dann Austausch in Zweier- oder einer Kleingruppe – Gedanken und Emotionen.
- Bei Bedarf auch Austausch im Plenum.

Wanderung

Autor/-in Anne Janinhoff

Ziel der Übung Aktiven Umgang mit der Lebensgeschichte erfahren für Menschen, die erst etwas leisten müssen, um Entspannung erfahren zu können.

Zielgruppe Erwachsene

Einsatzmöglichkeiten / Indikationen Zur Einführung in die Lebensgeschichte, eher zu Beginn der Therapie.

Setting Einzeltherapie

Bereich/Fokus Arbeit mit inneren Bildern

Dauer der Übung 20 Minuten

Beschreibung der Übung Zunächst eine kurze Entspannungsinduktion:

„Ich lade Sie ein zu einer Wanderung, es ist schönes Wetter, genau so, wie Sie es gerne mögen, Ihre Wohlfühltemperatur, und Sie wandern in einer wunderschönen Landschaft. Auf dem Rücken tragen Sie einen Rucksack, der ziemlich schwer auf den Schultern lastet, Sie spüren die Tragriemen, wie sie auf ihre Schultern drücken, und der Anstieg auf diesem recht gut begehbaren Weg fällt Ihnen durch das Gewicht, welches Sie spüren, schwer.

In dem Rucksack befinden sich viele Päckchen und in diesen Päckchen sind alle Erfahrungen verpackt, die für Sie wichtig sind. Einige Päckchen haben Sie selbst gepackt und andere, da kennen Sie den Inhalt gar nicht genau, vielleicht haben sogar andere diese Päckchen in Ihren Rucksack gelegt.

Sie spüren einen leichten Wind, der gut tut. Ihre Stirn, die schweißnass ist, und die Schultern schmerzen leicht. Es ist eben mühsam, dieser Anstieg, der Rucksack macht das Gehen beschwerlich.

Und wie Sie sich so umschauen, entdecken Sie am Wegesrand einen kleinen Bach, in Felsen eingebettet. Sie entdecken ein Plateau, auf dem man sich niederlassen könnte. Sie gehen näher und setzen den Rucksack ab, in Sichtweite, damit Sie ihn immer unter Beobachtung haben. Vielleicht müssen Sie Ihre Schultern etwas bewegen, Sie fühlen sich angenehm leicht und frei an, es tut gut. Sie setzen sich auf den Stein, der von der Sonne angewärmt ist, vielleicht haben Sie Lust die Füße ins Wasser zu tauchen oder Ihr Gesicht mit Wasser zu kühlen. Sie schauen sich um, der Rucksack ist in Ihrem Blickfeld, und erst jetzt, wo Sie nicht mehr durch die Last abgelenkt sind,

Beschreibung der Übung

können Sie die Schönheit wirklich genießen, die Düfte des frischen Grases und der Blumen, die intensiven Farben, das Grün der Wiese. Sie hören die Vögel singen und spüren die Sonne auf Ihrer Haut. Und wenn Sie lange genug dort verweilt haben, dann geben Sie mir ein Zeichen *(z. B. durch Kopfnicken).*

Für heute beschließen Sie, diesen Ort zu verlassen, von dem Sie wissen, dass Sie jederzeit, wenn Sie möchten, dorthin zurückkehren können, und Sie gehen zu Ihrem Rucksack. Sie spüren, dass Sie eigentlich gar keine Lust mehr auf dieses schwere Gepäck haben, und wenn Sie möchten, können Sie den Rucksack öffnen und etwas hier lassen. Vielleicht sind aber auch alle Päckchen so wichtig, dass Sie die Päckchen mitnehmen wollen, obwohl das Laufen so beschwerlich war. Möchten Sie den Rucksack öffnen?" *(Kopfnicken oder Kopfschütteln)*

(Ja) „Dann lassen Sie sich jetzt Zeit, bis Sie wissen, welche nicht mehr wichtig sind, vielleicht müssen Sie den Inhalt von einzelnen Päckchen noch einmal genau anschauen und deshalb einige auspacken. Und Sie nehmen sich jetzt so viel Zeit, wie Sie brauchen, um zu sortieren, was Sie mitnehmen und was Sie hier lassen möchten. Und Sie wissen, an diesem Ort wird wie von Zauberhand das mit diesen Päckchen geschehen, was Sie wünschen, sie verschwinden vielleicht ganz oder aber sie werden dort so gut versteckt, dass niemand sie finden kann außer Ihnen, und erst wenn Sie wirklich fertig sind, geben Sie mir ein Zeichen ..."

(Ja) „Sie verschließen den Rucksack wieder, nun verabschieden Sie sich für heute von diesem Platz, an den Sie jederzeit, wenn Sie möchten, zurückkehren können. Sie setzen den Rucksack wieder auf und Sie spüren, dass das Gewicht sich verändert hat, vielleicht ist der Inhalt jetzt ganz leicht, oder aber Sie spüren nur eine kleine Veränderung. Spüren Sie, ob Sie den Rückweg jetzt anders wahrnehmen, spüren Sie die Trageriemen auf der Schulter, spüren Sie, ob Sie die Natur rundherum jetzt anders wahrnehmen. Und lassen Sie sich Zeit genau zu fühlen, was sich verändert hat. Und nun begeben Sie sich auf den Rückweg ..." *(Rückführung)*

(Nein) „Okay. Sie setzen den Rucksack wieder auf und verabschieden sich für heute von dem Platz, an den Sie jederzeit zurückkehren können. Sie spüren wieder die Last auf Ihren Schultern, die Anstrengung, die es bedeutet, diesen Rucksack zu tragen, und der Unterschied fällt Ihnen auf. Wie anders war es, dort einfach zu sitzen, aber vielleicht ist die Anstrengung auch etwas, was Ihnen gut tut. Und nun begeben Sie sich auf den Rückweg." *(Rückführung)*

Das Werte- und Entwicklungsquadrat

Autor/-in
Wolfgang Jänicke

Ziel der Übung
Jedes Handeln, jeder Wert, jede Überzeugung etc. kann nur dann zu einer konstruktiven Wirkung gelangen, wenn es eine balancierte Spannung zu einem positiven Gegenwert gibt. Ohne diese Balance verändert sich das Handeln zu seiner entwertenden Übertreibung.

Zielgruppe
Erwachsene, Jugendliche

Einsatzmöglichkeiten / Indikationen
Analyse von ambivalenten Gefühlen und Einstellungen, Ausbalancierung von Entwicklungszielen, alle psychischen Störungen

Setting
Einzeltherapie

Bereich/Fokus
Analyse kognitiver Schemata

Beschreibung der Übung
Ein Beispiel:

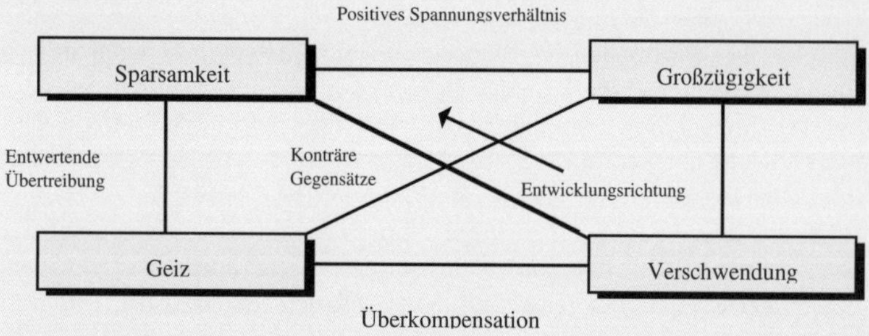

Wie man sehen kann, entstehen auf diese Weise vier Arten von Beziehungen:

1. Die obere Linie kennzeichnet ein Spannungsverhältnis zwischen zwei positiven Werten.
2. Die Diagonalen bezeichnen konträre Gegensätze zwischen einem Wert und einem „Unwert“.
3. Die senkrechten Linien bezeichnen die entwertende Übertreibung.
4. Die untere Linie beschreibt den Weg von einem Unwert in den entgegengesetzten anderen Unwert (Überkompensation).

Ein solches *Wertequadrat* lässt sich auch interpretieren und nutzen als *Entwicklungsquadrat,* indem es bei gegebenem Ausgangszustand die Entwicklungsrichtung, die eingeschlagen werden kann, anzeigt.

Schulz von Thun, F. (2005). *Miteinander reden 1* (41. Aufl.). Reinbek: Rowohlt Taschenbuch.
Schulz von Thun, F. (1989). *Miteinander reden 2* (25. Aufl.). Reinbek: Rowohlt Taschenbuch.
Schulz von Thun, F. (1998). *Miteinander reden 3* (14. Aufl.). Reinbek: Rowohlt Taschenbuch.

Quellenangabe oder weiterführende Literatur

Anhang: Formblatt zur Übung „Werte- und Entwicklungsquadrat"

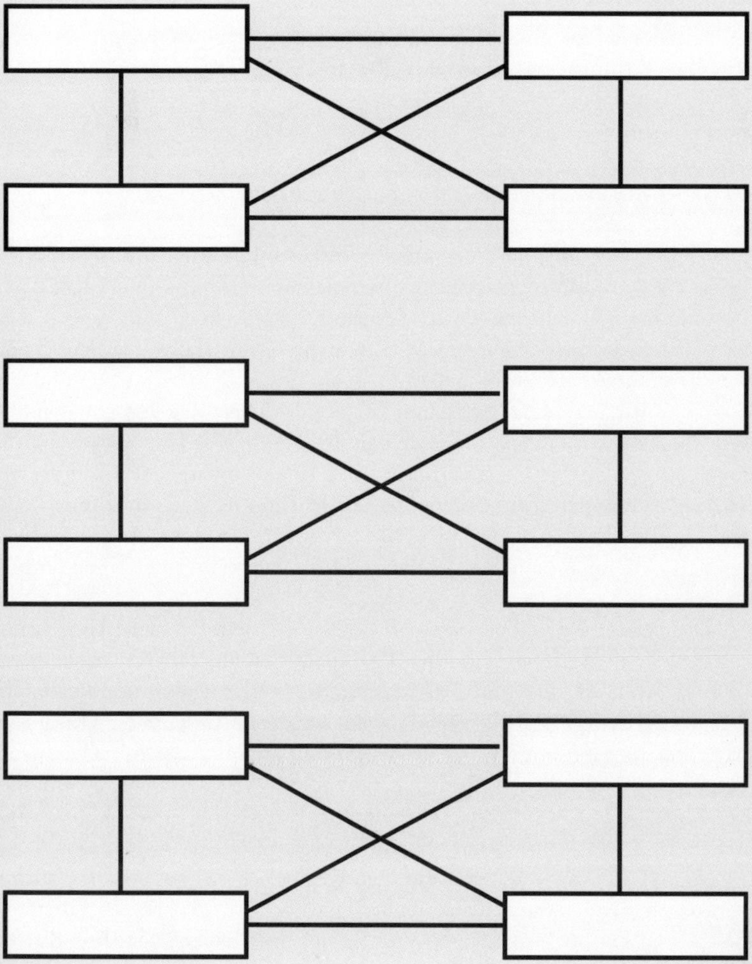

Wertorientierte Imagination

Autor/-in	Alexander Noyon
Ziel der Übung	Durch die imaginative Technik kann eine innere Kraftquelle erschlossen werden. Eine der Stärken der Übung ist der emotionale Fokus (im Gegensatz zum kognitiven).
Zielgruppe	Erwachsene
Einsatzmöglichkeiten / Indikationen	Bei allen nicht-psychotischen Störungen geeignet; vor allem bei Selbstzweifeln, Selbstwertmängeln u. Ä.
Setting	Einzeltherapie; bei rein geleiteter Imagination auch gut in Gruppen einsetzbar. Technik findet im Sitzen statt (Pat. sollen aktiviert bleiben).
Bereich/Fokus	Emotionen
Dauer der Übung	40 bis 50 Minuten, in der Regel mehrfach zu wiederholen.

Beschreibung der Übung

Die Übung beginnt mit einer kurzen einleitenden Entspannungsübung: keine PMR, sondern einfache Aufmerksamkeitslenkung und suggestive Beruhigung: „Sie spüren, wo Ihre Arme auf den Lehnen aufliegen ... wie Sie gehalten werden ... Sie spüren ... wie die Geräusche von außen ... Sie weniger und weniger stören" usw.

Wenn Pat. erkennbar entspannt ist, gibt der Therapeut den „imaginativen Eingang" vor: „Wenn Sie soweit sind ... dann lassen Sie vor Ihrem inneren Auge eine Treppe (alternativ: eine Tür ...) entstehen ... auf dieser Treppe beginnt der Weg zu dem inneren Ort Ihrer Kraft ... zu Ihrem inneren Kraftquell ... wenn Sie dieses Bild ... vor Ihrem inneren Auge ... sehen können ... dann können Sie mir das zeigen ... indem Sie kurz einen Finger anheben ..."

Die meisten Pat. haben wenige Probleme mit dem Entstehenlassen dieses Bildes. Im Weiteren leitet der Therapeut Pat. an, den Weg zu seinem inneren Kraftort zu gehen. Die Imagination verläuft nun interaktionell, d.h., vom Pat. werden auch Fragen gestellt, auf deren Antwort der Therapeut individuell reagieren muss. Meist beginnt dies damit, dass der Therapeut Pat. zu seinen sinnlichen Eindrücken bzgl. des Weges befragt: „Wenn Sie sich umschauen ... auf Ihrem Weg zum Ort Ihrer Kraft ... Was können Sie da sehen? ... Was fühlen Sie)?" Usw.

Wenn Pat. Schwierigkeiten auf dem Weg berichten (was anfangs häufig vorkommt), dann kann der Therapeut suggestiv Lösungsoptionen anbieten. Beispiel: „Es ist so dunkel!" – „Wenn Sie sich umschauen ... in Ihrer direkten Umgebung ... vielleicht finden Sie eine Laterne ... oder eine Fackel ...?“

Beschreibung der Übung

Genauso sollen die Pat. dann insbesondere den inneren Ort ihrer Kraft erfahren, beschreiben, erleben. Gegen Ende der Imagination fordert der Therapeut den Pat. auf, den wichtigsten Eindruck, den er dort bekommen hat, festzuhalten. Er bekommt dann so viel Zeit, wie er benötigt, bevor er – nach Signal – dazu aufgefordert wird, das Bild vor seinem inneren Auge langsam verblassen zu lassen, und er anschließend aus der Imagination und der Entspannung wieder herausgeführt wird. Sehr wichtig ist die Nachbearbeitungsphase, in der die emotionale Aufarbeitung erfolgt.

Für mit solchen Methoden wenig vertraute Therapeuten empfiehlt sich anfangs die rein geleitete Imagination ohne verbale Interaktion mit Pat. (wie im Gruppensetting).

Quellenangabe oder weiterführende Literatur

Böschemeyer, U. (2000). *Wertorientierte Imagination*. Hamburg: Libri Books.

Wie habe ich durch meine Geburt die Welt verändert?

Autor/-in	Rudi Merod
Ziel der Übung	Die Teilnehmer sollen erleben, wie sich durch einen einfachen Rollenwechsel die Sicht der Dinge verändern kann. „Realität" ist eine subjektive Erfahrung und ändert sich mit einem Perspektivwechsel. In Gruppen bietet es die Möglichkeit, andere Seiten von sich selbst zu erfahren und den anderen Teilnehmern einen anderen Zugang zu der Person zu verschaffen. Deshalb kann diese Übung auch bei Gruppen eingesetzt werden, die sich bereits kennen, wenn es um „Perspektivenwechsel" geht. Hierdurch können die Teilnehmer auch Zugang zu ihrer „Täterrolle" bekommen. Die ist besonders sinnvoll bei Personen, die sich vor allem als „Opfer" sehen.
Zielgruppe	Erwachsene und Jugendliche
Einsatzmöglichkeiten / Indikationen	Bei allen Personen, die sich schwer tun, einen Perspektivwechsel zu gestalten.
Setting	Einzel-, Gruppen- und Paartherapie
Bereich/Fokus	Besonders bei Personen geeignet, die darauf bestehen, zu wissen, was die Realität ist.
Dauer der Übung	Abhängig davon, ob Einzel- oder Gruppentherapie.
Beschreibung der Übung	Beginnend mit der Frage: „Wie habe ich durch meine Geburt die Welt verändert?" sollen die Teilnehmer die Rolle der jeweils anderen Person (Mutter, Vater, Großeltern, Geschwister usw.) einnehmen und versuchen zu beschreiben, was ihre eigene Geburt für Konsequenzen für diese Personen hatte. *Ergänzung:* Sie können sich auch überlegen, von wem sie die jeweilige Version ihrer Geburt erfahren haben und was das für ihre Schemata bedeutet. Nicht nur auf Kognitionen achten, sondern auch Emotionen registrieren.

Wie ich bin – wie ich sein möchte

Autor/-in

Irmgard Köster-Goorkotte & Sergio Chow

Ziel der Übung

Auseinandersetzung mit Selbst-, Wunsch- und Fremdwahrnehmung der eigenen Person.

Zielgruppe

Ältere Kinder, Jugendliche, Erwachsene

Einsatzmöglichkeiten / Indikationen

Personenzentrierte Arbeit in Gruppen

Setting

(Einzeltherapie), Paartherapie, Gruppentherapie (drei bis zehn Pat.)

Dauer der Übung

20 Minuten für das Malen der Bilder, je nach Therapieanlass eine bis eine Stunde 30 Minuten pro Pat.

Benötigtes Material

Pro Pat. zwei DIN-A4-Blätter, Stifte (Filzstifte, Wachsmalkreiden), evtl. Musik, Wandzeitung mit Thema

Beschreibung der Übung

Einführung der Pat. in das Thema: Zielsetzung, Arbeitsschritte.

„Sie nehmen sich je zwei Blätter und Stifte und suchen sich einen Platz im Raum zum Malen. Sie malen sich einmal mit der rechten Hand als Person, und danach mit der linken Hand auf dem zweiten Blatt, für Linkshänder gilt die umgekehrte Reihenfolge."

Pro Bild ca. zehn Minuten. Nach dem Malen kurze Rückmelderunde aller zur Befindlichkeit während des Malens: „Wie habe ich beim Malen gefühlt?"

Danach werden alle Pat. nacheinander mit ihren Bildern zentriert:

A: Das „rechte" Bild liegt in der Mitte. Die anderen Pat. sagen je einen Satz: „Ich sehe auf dem Bild ..." (Keine Deutungen, sondern Wahrnehmungen!) Die zentrierte Pat. benennt die Äußerungen, die sie behalten hat, die sie treffend oder unverständlich fand. Sie beschreibt dann, was sie gemalt hat und zum Ausdruck bringen wollte.
Th. fragt nach der Bedeutung der einzelnen Aussagen, z.B.: „Ein geschminktes Gesicht ist mir wichtig. Ich würde nie ungeschminkt aus dem Haus gehen." – „Wo habe ich das gelernt? Von wem habe ich das übernommen? Wozu ist das gut ...?"

Beschreibung der Übung

Die anderen Pat. geben Rückmeldungen, wie die o.g. Anteile wirken (positive Formulierung, Modell der Th.).

B: Das „linke" Bild liegt in der Mitte, der Ablauf wiederholt sich.

C: Th. fragt nach, auf welchem Bild sich die Pat. mag (in der Regel die Übereinstimmungen mit dem „rechten" Bild) und wo sie sich weniger mag (in der Regel die Anteile, die dem unkontrollierbarerem Malvorgang des „linken" Bildes entstammen).
Gespräch zu den beiden Wahrnehmungen.

Abschluss: Die anderen Pat. stellen sich nacheinander hinter die zentrierte sitzende Pat. (legen evtl. die Hände auf die Schultern der zentrierten Pat.) und sagen einen abschließenden Satz zu den beiden Bildern (Besprechungen), z. B.: „Ich finde langsam den Mut, mich so zu zeigen, wie ich bin ... Ich mag meinen Körper nicht zeigen ... Mein Gesicht wirkt auf dem ‚linken' Bild viel weicher ... oder ... oder ..." (Die Äußerungen können vom Th. mitgeschrieben werden.) Die zentrierte Pat. äußert sich zu dem Gehörten: „Was war mir wichtig? Was ist mir neu? Was nehme ich mit?"

Anmerkung: Ziel dieser Arbeit ist die Vermittlung der Erkenntnis, dass die anderen mich intuitiv so wahrnehmen, wie ich bin, und nicht so sehr wirkt, wie ich sein möchte. Das kann/soll einen sanfteren Umgang mit dem eigenen Selbst erleichtern. Die Arbeit sollte zu einem Zeitpunkt eingesetzt werden, wo in der Gruppe bereits hinreichend Vertrauen besteht.

Wochenreflexion

Matthias Hermer	*Autor/-in*
Die Zielorientierung im Rahmen von Klinikbehandlungen wird gestärkt. Gelungene Veränderungsprozesse und noch anstehende Aufgaben werden bewusst gemacht. Die Endlichkeit einer Therapie wird regelmäßig verdeutlicht.	*Ziel der Übung*
Erfahrungen bestehen mit Erwachsenen.	*Zielgruppe*
Die Übung wird jeweils vor Beginn des Wochenendes zum Abschluss des Behandlungsprogramms in der Gesamtgruppe gemacht. Keine Kontraindikation.	*Einsatzmöglichkeiten / Indikationen*
Stationäre und tagesklinische Behandlungen	*Setting*
Bewusstes Erleben der emotional-kognitiven Prozesse im Therapieverlauf. Bestätigung des in der Therapie Erreichten und Verdeutlichung noch anstehender Aufgaben.	*Bereich/Fokus*
20 Minuten	*Dauer der Übung*
Ggf. Musikanlage	*Benötigtes Material*
Pat. und Therapeut sitzen im Kreis. Entspannungsmusik wird aufgelegt; Pat. schließen (sofern es ihnen nicht unangenehm ist) die Augen. Der Therapeut spricht in ruhigem Rhythmus folgenden Text:	*Beschreibung der Übung*

„Schließen Sie die Augen und lenken Sie Ihre Gedanken nach innen. Nehmen Sie eine entspannte und bequeme Haltung ein. Verändern Sie Ihre Körperhaltung, bis Sie möglichst wenige Muskeln zur Stützung des Körpers benötigen. Lassen Sie sich vom Rhythmus Ihrer Atmung tragen. Versuchen Sie, mit Ihrer Wahrnehmung dem Atemstrom zu folgen, wie er durch die Nase in den Körper eintritt, durch die Luftröhre streicht und in die Lungen einfließt, diese immer weiter ausfüllt und ausdehnt und beim Ausatmen auf dem gleichen Wege wieder zurückflutet.

Lassen Sie den Atemstrom mit jedem Atemzug immer weiter und immer tiefer in die Lungen eindringen, bis Sie schließlich das Gefühl haben, dass er auch die tiefsten Lungenspitzen ausfüllt. Spannen Sie jedoch nicht bewusst die Muskeln an, atmen Sie also nicht bewusst tiefer. Versuchen Sie lediglich, Ihren Atem ausschließlich durch Ihre Vorstellung zu lenken."

< Eine Minute Musik >

Beschreibung der Übung

„Eine Woche in der Klinik ist vergangen. Eine Woche konnten Sie sich in den verschiedenen Therapien kennen lernen und haben Ihr Leben in einer großen Gruppe verbracht. In dieser Gemeinschaft gibt es wie zu Hause schöne Momente, Verständnis und Hilfsbereitschaft, manchmal aber auch Spannungen, Ärger und Rückzug. Rufen Sie sich die Erlebnisse dieser Woche noch einmal in Erinnerung."

< Eine Minute Musik >

„Welche Situationen haben Sie besonders intensiv erlebt? Welche Gefühle sind Ihnen gegenwärtig? Welche Erlebnisse erinnern Sie? Was spüren Sie?"

< 2 ½ Minuten Musik >

„Welche Gedanken haben Sie beschäftigt? Was haben Sie für sich klären können? Welche neuen Einsichten haben Sie gewonnen? Welche Zusammenhänge Ihrer Lebensgeschichte sind Ihnen klar geworden?"

< 2 ½ Minuten Musik >

„Erinnern Sie sich, mit welchen Schwierigkeiten, Sorgen und Ängsten Sie zu uns gekommen sind! Denken Sie daran, welche Ziele Sie sich gesetzt haben! Rufen Sie sich jetzt noch einmal die vergangene Woche in Erinnerung!

Haben Sie Mut gehabt, neue Dinge anzupacken, etwas zu riskieren, neue Erfahrungen zu machen? Welche Chancen zur Veränderung haben Sie genutzt? Oder sind Sie Möglichkeiten, sich weiterzuentwickeln, aus dem Weg gegangen? Haben Sie das Risiko gescheut und sich von Ihrer Angst leiten lassen?"

< 2 ½ Minuten Musik >

„Was nehmen Sie sich für die kommende Woche in der Klinik vor? Was möchten Sie tun, um Ihren Zielen näher zu kommen? Wie möchten Sie aktiv dazu beitragen, Ihre Schwierigkeiten zu überwinden? Welche neuen Aufgaben sind in der vergangenen Woche sichtbar geworden? Wie können Sie das bevorstehende Wochenende im Sinne Ihrer Therapie nutzen?"

< 2 ½ Minuten Musik >

„Nutzen Sie Ihre Zeit! Denken Sie daran, dass Sie nur begrenzte Zeit zur Verfügung haben, um hier die gewünschten Veränderungen zu erreichen. Es liegt an Ihnen, die Chancen der therapeutischen Hilfen zu nutzen. Ver-

Beschreibung der Übung

suchen Sie, sich möglichst konkrete Ziele für die nächste Therapiewoche zu setzen!“

< 2 Minuten Musik >

„Beenden Sie jetzt die Reflexion, kehren Sie ins Hier und Jetzt zurück und öffnen Sie die Augen.“

Quellenangabe oder weiterführende Literatur

Die Übung wird vermutlich in vielen stationären und tagesklinischen Einrichtungen in ähnlicher Form praktiziert.

Zeitlinien

Autor/-in	Martina Belz
Ziel der Übung	Mit dieser Technik ist es u.a. möglich ein zukünftiges Ziel zu erarbeiten, wobei Pat. alle Schritte kennen lernt, die zur Erreichung des Zieles nötig sind.
Zielgruppe	Alle Pat. mit Fähigkeit und Bereitschaft sich auf ein aktives Verfahren einzulassen, bei dem sie ihren Patientenstuhl einmal verlassen müssen.
Einsatzmöglichkeiten / Indikationen	Besonders geeignet für Pat., die in Bewegung gebracht werden sollen.
Setting	Einzel- und Gruppensetting
Bereich/Fokus	Kognitionen, Verhalten, Emotionen
Dauer der Übung	Übung beansprucht in der Regel eine ganze Therapiesitzung. Therapieraum mit mehreren Stühlen, Möglichkeit diese Stühle, andere Objekte im Raum (z. B. Steine) oder andere Gruppenmitglieder als Symbole für oder Personifizierung von Hindernissen oder als Helfer auf dem Weg zum Ziel einzusetzen.
Beschreibung der Übung	Diese Übung geht von der räumlichen Repräsentation der Lebenszeit des Pat. als gedachte Linie auf dem Boden des Therapieraumes aus. Diese Linie repräsentiert den „Lebensweg“ (Zeitlinie), auf der der Pat. umhergehen kann, auf der er Nebenwege, Umwege und Hindernisse erkennen und klären kann. Altes kann geprüft werden und neue Ziele und die zur Realisierung dieser Ziele notwendigen Schritte können entwickelt werden. Bei der Arbeit mit der Zeitlinie lassen sich drei Phasen unterscheiden: Von einem neutralen Ort aus wird die Zeitlinie im Raum festgelegt. Das angestrebte Ziel wird verbal beschrieben oder/und materiell dargestellt (z. B. als Symbol). Danach kann der Pat. auf der Zeitlinie hin- und hergehen, nochmals in die Vergangenheit zurückgehen. Dort können Ressourcen und Hindernisse gesucht, bearbeitet und in die Zukunft getragen werden. Es können Teilziele „erlaufen“ werden, und dann kann geprüft werden, wo es sich momentan am besten stehen und gehen lässt, was es braucht, um den nächsten Schritt zu machen, welche Geschwindigkeit beim Vorangehen angenehm erlebt wird. Auf diese Weise ergibt sich eine differenzierte innere Landkarte über die Möglichkeiten, das Ziel zu erreichen, und die Hindernisse, die noch zu bearbeiten sind.

James, T. & Woodsmall, W. (1991). *Time line. Pragmatismus und Tradition.* Paderborn: Junfermann.

Quellenangabe oder weiterführende Literatur

Zielexploration und wohlgeformte Zieldefinition

Autor/-in Wolfgang Jänicke

Ziel der Übung Analyse und Präzisierung von Zielsetzungen

Zielgruppe Erwachsene, Jugendliche, Paare

Einsatzmöglichkeiten / Indikationen Bei allen therapeutischen Aufgaben, die mit der Entwicklung präziser Veränderungsziele verbunden sind.

Setting Für jedes Setting geeignet

Bereich/Fokus Konkretisierung erwünschter und angestrebter Verhaltensweisen

Beschreibung der Übung

Kriterien für die Erarbeitung von „wohlgeformten Zielen"

- *Positiv* formulieren (keine Negation, keine Vergleiche).
- Eingeleitet und ausschließlich kontrollierbar durch den Antwortenden selbst *(„selbstinitiierbar")*.
- Sinnesspezifisch und *konkret* beschreiben, das heißt, das Ziel sollte genau „kontextualisiert" sein. („Was genau werden Sie tun, sehen, hören, fühlen, wenn Sie Ihr Ziel erreicht haben/dabei sind es zu erreichen?" „Wo und wann, wem gegenüber werden Sie sich wie verhalten?")
- *Adäquates* Feedback. („Wie werden Sie wissen, dass Sie Ihr Ziel erreicht haben?")
- Formulieren, wenn möglich und sinnvoll, von *Teilzielen.*
- Ein *Metaziel* sollte beschreibbar sein. („Wofür wird das gut sein bzw. was versuchen Sie damit zu erreichen?")
- Der Zielzustand sollte im Hier und Jetzt demonstrierbar sein *(Zielphysiologie)* („Womit können Sie jetzt beginnen bzw. was tun Sie schon, um Ihr Ziel zu erreichen?")

„Ökologische Zielexploration"

Ökologie heißt in diesem Zusammenhang, welche Bedeutung hat die Erreichung des Ziels für die betroffenen Personen bzw. welche anderen positiven und auch negativen Konsequenzen wird die Zielerreichung – auch für andere Bereiche – haben?

(„Wie wird die Erreichung dieses Ziels Ihr Leben beeinflussen bzw. welche anderen *positiven oder negativen Konsequenzen* wird die Zielerreichung für andere Bereiche Ihres Lebens haben?")

Beschreibung der Übung

Hier kann ein sog. *Kurz-Reframing* nützlich sein: Reframing bedeutet, drei Situationen zu finden oder zu erfinden, in denen das alte Verhalten beibehalten werden sollte. Das heißt, es geht darum, die positiven Aspekte des Ziels/Konfliktes zu finden oder zu erfinden („Jedes Verhalten ist irgendwo nützlich!"), wobei ggf. ein größerer Kontext zu berücksichtigen ist. Damit ist die sog. „Ökologie des Problemverhaltens" (i. S. von „sekundärem Gewinn": „Was ist gut an dem Konflikt; welche negativen Konsequenzen hätte eine Veränderung?") gemeint.

Zusätzlich könnten sog. *Scheiterstrategien* exploriert werden, indem gefragt wird, was getan werden müsste, um das Problem zu erzeugen bzw. den Konflikt aufrechtzuerhalten bzw. zu verschärfen?

Hier besteht die Möglichkeit, sowohl präventive als auch das Konfliktverhalten kontrollierende Aspekte zu bestimmen.

Ressourcenorientiertes Fragen

Ressourcen- und/oder lösungsorientiertes Fragen bezieht sich auf bisherige Lösungsversuche, auf Zukunftsfragen, auf die Exploration von Ausnahmen des Problemverhaltens, fokussiert auf zukünftig symptomfreie Zeiten („Wunderfrage") und auf nicht-problematische Bereiche in der gegenwärtigen bzw. vergangenen Situation usw. usf.

- „Welche Möglichkeiten (Fähigkeiten, Menschen, die unterstützen könnten, u. a.) stehen Ihnen zur Verfügung, um Ihr Ziel im Problemkontext zu erreichen?"

- „Welche Erfahrungen gibt es mit Situationen, in denen diese Ressourcen vorhanden waren?"

- „Welche Ressourcen benötigen Sie noch, um Ihr Ziel zu erreichen?"

Future pace

- „Wie können Sie sicherstellen, dass Sie sich in dieser bestimmten Problemsituation an die Fähigkeit erinnern werden?"

- „Was können Sie hier und jetzt schon tun bzw. tun Sie schon, um das Ziel zu erreichen; bzw. womit können Sie jetzt beginnen, um Ihr Ziel zu erreichen, das heißt, wie werden Sie dahin gelangen?"

Differenzierung der Übungen
anhand der psychologischen Ansatzpunkte, des therapeutischen Settings und der Zielgruppe

Titel der Übung	Emotion E Kognition K Verhalten V Phantasien P Körper Kö	Einzel E Gruppe G Paar P System S	Erwachsene E Kinder K Jugendliche J
Abschiedsritual	E K	G	E
Die Acht	E K V	E	E
Affektbrücke	E	E	E
Aggressionsprofil erstellen	E	E G	
Arbeit an der Angst vor Geistern und bösen Mächten	E K	E	E
Arbeit mit Ambivalenzen: Zwei-Stuhl-Technik	E K	E	E
Das „Auftragskarussell“ oder auch „Münchhausens Zopf“	K	E S	Alle
Das Beziehungsrad	E K	E G P	E J
Bitte sage mir, was dir an mir gefällt – Komplimente bitte!	K	G P	E J
Chronik der Familienlebensereignisse	E K	E G P	E J

Titel der Übung	Emotion E Kognition K Verhalten V Phantasien P Körper Kö	Einzel E Gruppe G Paar P System S	Erwachsene E Kinder K Jugendliche J
Distanzierendes Aufschreiben	E K V	E P G	
Dosierte Exposition	E V	E G	E
Drei Stühle – Übung zur Problemlösung	V	G	E
Emotional Conditioning (EC)	E	E	E
Emotionaler Interventionswechsel	E	E G	E
Entscheidungswürfel	K	E	E
Erlebensfokussierung	E K	E G	E J
Erstellen einer Lebenslinie	E K	E P	E
Erzähle mir von einer wesentlichen Begegnung deines Lebens	K	G	E J
Familienaufstellung mit Bonbons	E K	E G P	E J
Familien-Genogramme	E K	E G P	E J

Differenzierung der Übungen

Titel der Übung	Emotion E Kognition K Verhalten V Phantasien P Körper Kö	Einzel E Gruppe G Paar P System S	Erwachsene E Kinder K Jugendliche J
Faust öffnen	E	P	E J
Fußballtraining	K	E G	E J
Gefühle mit Stühlen sortieren	E	E G	E
Gefühls- und Gedankenprotokoll	E K	E P	E
Genussvolles Entspannen	E	E G	alle
Geschwister-konstellationen	E K	G	E J
Das Gespräch mit dem früheren Kind	E K	E	E
Giftsätze	K	E G	E J
Haus der Gefühle	E P	E	E
Hausaufgaben in der Psychotherapie	K V	E G P	alle
Hedonistische Nische	E V	E G	alle
Der Helferstein	K V	E G P	alle
Imaginative Reise durch das Lebens-album	E P	E G	E
Karibikreise	K	G	E

Titel der Übung	**Emotion E** **Kognition K** **Verhalten V** **Phantasien P** **Körper Kö**	**Einzel E** **Gruppe G** **Paar P** **System S**	**Erwachsene E** **Kinder K** **Jugendliche J**
Kino-Technik	E	E	E
Kleine Schule des Genießens	E K V	E G	E J
Kognition und Umspringbild	K	E G	E J
Kognitionen und Urteile	K	E G	E J
Kognitive Vorbereitung	K	E	E
Kognitives Risiko-profil für Medika-menten- und Sub-stanzen-Fehlgebrauch	K V	E G	E J
Konflikterfahrun-gen mit den Eltern	E V	E G	E J
Konfliktsituationen I: Beschreibung	K	E P	E J
Konfliktsituationen II: Lösungen	K	E P	E J
Körperbild überprüfen	K E Kö	E G	E J
Kriegsbeil begraben	K	S	E
Kuchen aller Art	K E V	E P	E
Loslassen erproben	E	E G	E J

Differenzierung der Übungen

Titel der Übung	Emotion E Kognition K Verhalten V Phantasien P Körper Kö	Einzel E Gruppe G Paar P System S	Erwachsene E Kinder K Jugendliche J
Mein kranker Körperteil schreibt mir einen Brief	K Kö	E	E
Meine Bedürfnisse erkennen	E K	E	E J
Meine Eltern streiten sich	E	E G	E J
Merkmalsgruppen	K	G	E
Migräne und Belastungen	K	E G	E J
Nähe-Distanz auspendeln I	E K	P	E
Nähe-Distanz aus-pendeln II	E K	E G	E
Netzwerkpflege	E V	E G P S	E J
Paradoxe Intention	K	E	E
Patientin wird zur Kollegin/Patient wird zum Kollegen	K	E	E
PatientIn zur Suche nach Problem aufrechterhaltenden Bedingungen einladen	K	E G P	E

Titel der Übung	**Emotion E Kognition K Verhalten V Phantasien P Körper Kö**	**Einzel E Gruppe G Paar P System S**	**Erwachsene E Kinder K Jugendliche J**
Photoalbum der persönlichen Stärken und Schwächen	K	E G	alle
Platz schaffen	E	E	E
Die Problemebenen durch Stühle lebendig machen	E K V Kö	E G	E
RegisseurIn der körperlichen Berührung	E K V	P	E J
Ressourcenaufbau für kritische Alltagssituationen	K	E G P	E J
Die Ressourcen-Waage	E K	E P	E J
Rucksack der inneren Antreiber	K	E G P	E J
Die Schatzkiste (Ressourcenkiste)	K	E	E
(Schlecht-)Wetter-verstimmungen überwinden	E K V Kö	E G	alle
Schmerz-übersetzung	E K	E G	E J
Schnipselübung	K	P	E
Schuhsoziogramme	K	G	E J

Titel der Übung	Emotion E Kognition K Verhalten V Phantasien P Körper Kö	Einzel E Gruppe G Paar P System S	Erwachsene E Kinder K Jugendliche J
Schwarze Liste	E	E	E J
Seelentank	E	E G P	E J
Selbst- und Fremdwahrnehmung	K	E	E J
Selbstbild in der Kindheit	K	G	E J
Selbstfürsorge	E K V	E G P	E J
Selbstfürsorge für Mütter	E V	G	E
Der Sicherheitskreis	E K V	E P G	E J
Sicherheitsverhaltens-Experiment	K	E G	E J K
Sieben Säulen	E K	E G P	E J K
Spiegelübung	K	E	E J
Sprechchor	E K	E G P S	
Stärkenbombardierung	K	G	E J K
Eine Stimme für den Körper	K	E	E J
Stummfilme im Kopf und Theater im Alltag	E K	E	E J

Titel der Übung	Emotion E Kognition K Verhalten V Phantasien P Körper Kö	Einzel E Gruppe G Paar P System S	Erwachsene E Kinder K Jugendliche J
Stützen und gestützt werden	E Kö	G P	E J K
Subgruppenanalyse (Gruppentherapie, Teamsupervision)	K	G S	E J
Suche nach versteckten Plänen	E K V	E G	E J
Tabu-Emotionen	E	E G	E J
Traumexposition	E K	E	E J
Das Vademecum	K	E G P	E J
Vergebung als therapeutisches Ziel	E K	E	E J
Eine Vision über mich – Ich in einem Jahr	K	E G P	E J
Wanderung	E K	E	E
Das Werte- und Entwicklungs-quadrat	K	E	E J
Wertorientierte Imagination	E	E G	E
Wie habe ich durch meine Geburt die Welt verändert?	K	E G P	E J

Differenzierung der Übungen

Titel der Übung	Emotion E Kognition K Verhalten V Phantasien P Körper Kö	Einzel E Gruppe G Paar P System S	Erwachsene E Kinder K Jugendliche J
Wie ich bin – wie ich sein möchte	K	E	E J
Wochenreflexion	K	E G	E
Zeitlinien	E K V	E G	E
Zielexploration und wohlgeformte Zieldefinition	K	E P	E J

AutorInnenverzeichnis

Dr. Martina Belz
Institut für Psychologie
Universität Freiburg
Engelbergerstr. 41
79085 Freiburg

Dr. Hinrich Bents
Zentrum für Psychologische Psychotherapie
Universität Heidelberg
Hauptstr. 47–51
69117 Heidelberg
E-Mail: hinrich.bents@psychologie.uni-heidelberg.de

Dipl.-Psych. Janine Breil
Psychologisches Institut
Universität Heidelberg
Hauptstr. 47–51
69117 Heidelberg
E-Mail: janine.breil@psychologie.uni-heidelberg.de

Prof. Dr. Franz Caspar
Institut für Psychologie
Université de Genève
Boulevard De Pont d'Arve
CH 1205 Genève

Dipl.-Psych. Sergio Chow
Schlage 27
48268 Greven
E-Mail:
Koester-goorkotte@muenster.de

Dr. Carsten Diener
Zentralinstitut
für Seelische Gesundheit
J5
68159 Mannheim
E-Mail: diener@zi-mannheim.de

Dr. Marlene Endepohls
L13,7
68161 Mannheim

Dr. Steffen Fliegel
Gesellschaft für
Klinische Psychologie
und Beratung
Wolbecker Str. 138
48155 Münster
E-Mail: fliegel@muenster.de

Dr. Günther Fritsche
Neurologische Klinik
Universitätsklinikum Essen
Hufelandstr. 55
45122 Essen
E-Mail: guenther.fritsche@uni-essen.de

Prof. Dr. Thomas Heidenreich
Fakultät Soziale Arbeit, Gesundheit und Pflege
Hochschule für Sozialwesen
Flandernstr. 101
73732 Esslingen
E-Mail: thheiden@hs-esslingen.de

Dipl.-Psych. Matthias Hermer
Hermann-Risse-Str. 38
59581 Warstein
E-Mail:
Matthias.Hermer@t-online.de

Dipl.-Psych. Wolfgang Jänicke
Am Bagno 8
48301 Nottuln
E-Mail:
Wolfgang.jaenicke@t-online.de

Dipl.-Psych. Anne Janinhoff
Roggenmarkt 9
48143 Münster
E-Mail: janinhoff@tiscali.de

PD Dr. Annette Kämmerer
Psychologisches Institut
Universität Heidelberg
Hauptstr. 47–51
69117 Heidelberg
E-Mail: annette.kaemmerer@
psychologie.uni-heidelberg.de

Dr. Friedrich Kapp
Ladenburger Straße 32
69120 Heidelberg
E-Mail: F.Kapp@t-online.de

Dr. Helga Käsler-Heide
Holbeinweg 8
72076 Tübingen
E-Mail: H.K-H@t-online.de

Dr. Alois Kogler
Institut für Psychosomatik
und Verhaltenstherapie
Schmiedgasse 36
A-8010 Graz
E-Mail: a.kogler@psychosomatik.at

Dipl.-Soz.Arb.
Irmgard Köster-Goorkotte
Schlage 27
48268 Greven
E-Mail:
Koester-goorkotte@muenster.de

Dr. Hans Lieb
Luitpoldstr. 3–9
67480 Edenkoben
E-Mail: Hans.lieb@if-weinheim.de

Dipl.-Psych. Arndt Linsenhoff
Pro Familia Heidelberg
Friedrich-Ebert-Anlage 19
69117 Heidelberg
E-Mail:
arndt.linsenhoff@profamilia.de

Dr. Rainer Lutz
Philipps-Universität Marburg
Fachbereich Psychologie
Gutenbergstr. 18
35032 Marburg
E-Mail: lutzr@staff.uni-marburg.de

Dr. Liselotte Mäni Kogler
Institut für Psychosomatik
und Verhaltenstherapie
Schmiedgasse 36
A-8010 Graz
E-Mail:
m.kogler@psychosomatik.at

Dipl.-Psych. Axel Mecke
Schröderstr. 24
69120 Heidelberg
E-Mail:
mecke@hypnotherapie-heidelberg.de

Dipl.-Psych. Rudi Merod
Marktstr. 55
83646 Bad Tölz
E-Mail: rudi@praxis-merod.de

Mag. Ilse Müller
Institut für Psychosomatik
und Verhaltenstherapie
Schmiedgasse 36
A-8010 Graz
E-Mail:
i.mueller@psychosomatik.at

Dr. Alexander Noyon
Rodensteinstraße 13
64625 Bensheim
E-Mail: Noyon@online.de

Dr. Sabine Rehahn-Sommer
Neuhöfe 7
35041 Marburg

Dr. Sigrun Ritzenfeldt-Turner
Zähringerstr. 34
69115 Heidelberg
E-Mail:
SigrunRitzenfeldt_Turner@gmx.de

Prof. Dr. Arist von Schlippe
Private Universität Witten/Herdecke
Fakultät für Wirtschaftswissenschaft
Alfred-Herrhausenstr. 50
58448 Witten
E-Mail: schlippe@uni-wh.de

Prof. Dr. Jochen Schweitzer
Institut für Medizinische
Psychologie
im Zentrum für Psychosoziale
Medizin
Universitätsklinikum Heidelberg
Bergheimer Str. 20
69115 Heidelberg
E-Mail: Jochen_Schweitzer-
Rothers@med.uni-heidelberg.de

Dipl.-Psych. Hartmut Spring
Bahnhofstr. 47
65439 Flörsheim
E-Mail: praxis.spring@t-online.de

Dr. Andreas Veith
Fernuniversität Hagen
Ausbildungszentrum Dortmund
Chemnitzer Str. 38
44137 Dortmund
E-Mail: andreas.veith@gmx.de

PSYCHOTHERAPEUTISCHE SCHÄTZE II

125 weitere praktische Übungen, Methoden und Herausforderungen
herausgegeben von Steffen Fliegel und Annette Kämmerer
ISBN 978-3-87159-092-4, EUR 24,80

A. Übungen – alphabetisch

NR.	NAME AUTOR/ INNEN	HERAUSFODERUNG	THEMA
1.	Fliegel, S.	Bei zahlreichen psychischen und körperlichen Störungen von Patientinnen und Patienten ist es sinnvoll und notwendig, auch das Thema Sexualität anzusprechen. Sexuelle Probleme als Bedingungen für andere Probleme, Auswirkungen von körperlichen und psychischen Problemen auf das Sexualleben.	Sexualität ansprechen
2.	Fliegel, S.	„Das ist ganz schön schwer zu beschreiben.“ „Ich weiß gar nicht, wie ich Worte dafür finden soll.“ „Hm, ganz schön schwierig, ist ein schwieriges Thema …“	Pat. hat Probleme, sein Problem zu beschreiben. Druckst herum.
3.	Fliegel, S.	„Die Therapie tut mir richtig gut. Ich merke, wie ich vorwärtskomme. Wäre es vielleicht möglich, die Therapiesitzung an das Ende Ihres Therapietages zu legen? Dann könnten wir vielleicht etwas länger machen, und der Nächste steht nicht direkt vor der Tür. Ich profitiere wirklich davon.“	Pat. möchte mehr Therapie, längere Sitzungen
4.	Fliegel, S.	„Ehe wir anfangen, ich bin gestern durch die Stadt gegangen. Da habe ich in einem Schaufenster etwas Schönes gesehen. Und ich dachte, das könnten Sie gut gebrauchen. Und da habe ich es gekauft und möchte es Ihnen schenken.“ (Legt ein eingepacktes Päckchen auf den Tisch.)	Geschenke
5.	Fliegel, S.	„Es geht mir im Moment richtig schlecht. Immer wenn mein Vater ins Spiel kommt, falle ich ins tiefe Loch, und dann komme ich nicht mehr heraus. Können Sie nicht einmal meine Hand halten?“ (Streckt Therapeutin seine Hand hin.)	Pat. wünscht körperlichen Kontakt
6.	Riedler-Singer, R.	„Es gibt da etwas, das ich nicht sagen kann und will.“	Geheimnisse
7.	Nicolai, L.	„Es gibt keine Ressourcen, ich kann nichts, andere schätzen nichts an mir!“	Pat. hat negative Überzeugungen über sich
8.	Lutz, R.	„Genau das habe ich mir gedacht!“	Widersprüche
9.	Kämmerer, A.	„Ich brauche von Ihnen genaue Anweisungen, was ich tun soll. Sie sind der Fachmann.“	Rollenzuweisung als Fachperson
10.	Ramert, Ch.	„Ich glaube, Sie interessieren sich gar nicht wirklich für mich. Sie beschäftigen sich ja nur wegen des Geldes mit mir.“	Pat. möchte wichtig sein
11.	Chow, S.	„Ich habe einen Rückfall gehabt …“ (wieder das und das getan, vermieden u. Ä.)	Rückfälle
12.	Fliegel, S.	„Ich habe erfahren, dass Sie erst jetzt gerade mit Ihrer Ausbildung fertig geworden sind. Können Sie eigentlich jemandem mit so schweren Problemen wie mir helfen?“	Pat. macht sich Sorgen um Kompetenz von Th.
13.	Chow, S.	„Ich möchte Ihnen vertraulich mitteilen, dass mein Kind …“	Geheimnisse (Eltern)
14.	Kämmerer, A.	„Ich möchte, dass Sie mich konditionieren.“	Unrealistische Erwartungen

15.	Ramert, Ch.	„Ich würde gerne anders denken, aber meine Gedanken laufen ganz automatisch ab, ich kann sie nicht beeinflussen. Ich habe schon immer so gedacht."	Eingeengter Blick auf negative Kognitionen
16.	Ramert, Ch.	„Ja-aber..."-Haltung Pat. lehnt jede therapeutische Intervention ab	Endlose Diskussionen übe Vorgehen
17.	Fliegel, S.	„Kann denn überhaupt jemanden wie mir, mit so schwerwiegenden Problemen, geholfen werden?"	Resignierter Pat.
18.	Ramert, Ch.	„Kann ich mich 100%-ig auf Sie verlassen?"	Großes Bedürfnis nach Verlässlichkeit
19.	Fliegel, S.	„Letzte Woche ist es mir wirklich sehr, sehr schlecht gegangen. Kann ich für Notfälle Ihre private Telefonnummer haben?"	Wunsch nach privater Telefonnummer
20.	Retzlaff, R.	„Mama, mir ist langweilig – wann gehen wir endlich?"	Kinder sind nicht einbezogen
21.	Riedler-Singer, R.	„Mein Opa ist gestorben." „Gestern habe ich mein Haustier tot aufgefunden." „Meine Eltern haben sich scheiden lassen. Jetzt muss ich Schule und Wohnort wechseln." „Mein Freund/meine Freundin hat mit mir Schluss gemacht ..."	Trauerarbeit mit Kindern und Jugendlichen
22.	Fliegel, S.	„Meiner Frau, der alten Schlampe, geschieht es doch ganz recht, wenn sie mal ein paar auf die Löffel bekommt."	Gewalt, über die Pat. von sich berichtet
23.	Kämmerer, A.	„Nach unserer letzten Stunde ging es mir besonders schlecht ..."	Analyse der Aussage und unterschiedliche Interventionen
24.	Schlippe, A. von	Partner, die sich extrem entwerten. Zugleich hat dieses Muster eine Qualität, dass es kaum möglich ist, eine Intervention zu setzen.	Extreme Entwertung in Paargesprächen
25.	Ramert, Ch.	Pat. „jammert" in jeder Sitzung fast durchgängig und blockt damit jede Art von konstruktiver therapeutischer Arbeit ab.	Pat. jammert viel
26.	Riedler-Singer, R.	Pat. schlägt vor, das vereinbarte Ausfallshonorar nicht zu entrichten und argumentiert: ...	Ausfallhonorar wird nicht bezahlt
27.	Fliegel, S.	Patient kommt zum wiederholten Male stark riechend/ ungewaschen mit großen Schweißflecken unter den Achseln in die Therapiesitzung.	Unhygienischer Pat.
28.	Stark, R.	„Sind Sie schwul? (Oder: z. B. homosexuell, katholisch, Vater/Mutter usw.)"	Pat will persönliche Informationen von Th
29.	Fliegel, S.	„Während eines Gesprächs über die sexuellen Fantasien von Patient/Patientin: „In meinen sexuellen Fantasien kommen immerfort Sie vor." Dabei rückt Patient/Patientin mit dem Stuhl näher an Therapeut/in heran und beugt sich weit vor.	Pat. sucht körperliche Nähe von Th.
30.	Ramert, Ch.	„Warum muss das gerade jetzt während meiner Therapie passieren?"	Neu auftretende Probleme negative Erfahrungen, Rückfälle
31.	Fliegel, S.	„Wir kennen uns schon so lange, und ich verstehe mich auch so gut mit Ihnen. Können wir nicht auch mal abends ein Bier zusammen trinken gehen?"	Einladung von Pat. zum Bier trinken